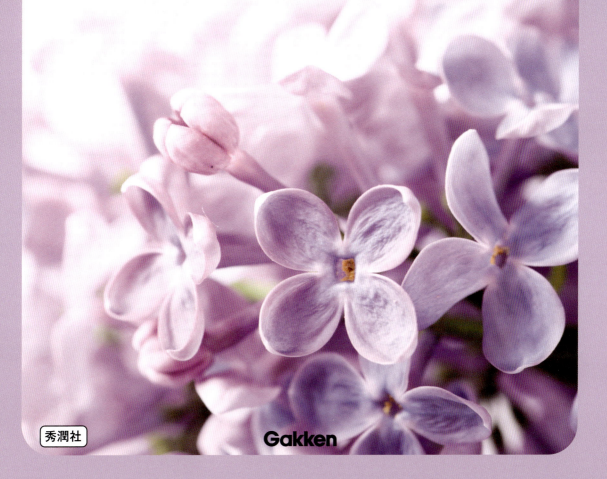

最新 美容皮膚科診療ナビゲーション

編集
秋田 浩孝
藤田医科大学ばんたね病院皮膚科

秀潤社　Gakken

本書に記載されている内容は，出版時の最新情報に基づくとともに，臨床例をもとに正確かつ普遍化すべく，著者，編者，監修者，編集委員ならびに出版社それぞれが最善の努力をしております．しかし，本書の記載内容によりトラブルや損害，不測の事故等が生じた場合，著者，編者，監修者，編集委員ならびに出版社は，その責を負いかねます．
また，本書に記載されている医薬品や機器等の使用にあたっては，常に最新の各々の添付文書や取り扱い説明書を参照のうえ，適応や使用方法等をご確認ください．

株式会社 Gakken

執筆者一覧

編集

秋田　浩孝	藤田保健衛生大学坂文種報德會病院皮膚科

執筆者（執筆順）

秋山　真志	名古屋大学大学院医学系研究科皮膚科学分野
若松　一雅	藤田保健衛生大学医療科学部化学教室
下村　　裕	山口大学大学院医学系研究科皮膚科学講座
井上　里佳	虎の門病院皮膚科
林　　伸和	虎の門病院皮膚科
赤座　誠文	日本メナード化粧品株式会社総合研究所
錦織千佳子	神戸大学大学院医学研究科内科系講座皮膚科学分野
船坂　陽子	日本医科大学皮膚科
秋田　浩孝	藤田保健衛生大学坂文種報德會病院皮膚科
長谷川靖司	日本メナード化粧品株式会社総合研究所
岩田　洋平	藤田保健衛生大学医学部皮膚科学講座
舛田　勇二	株式会社資生堂グローバルイノベーションセンター
菊地　克子	東北大学病院皮膚科
鈴木加余子	藤田保健衛生大学坂文種報德會病院総合アレルギー科
玉田　伸二	徳島皮フ科クリニック／日本皮膚病理研究所
田中　佐枝	徳島皮フ科クリニック／日本皮膚病理研究所
安部　正敏	札幌皮膚科クリニック
長濱　通子	神戸百年記念病院皮膚科・美容皮膚科
小林　美和	こばやし皮膚科クリニック
野本真由美	野本真由美スキンケアクリニック
曽山　聖子	セイコメディカルビューティクリニック
澤田　美月	経堂皮膚科・泌尿器科
森田　明理	名古屋市立大学大学院医学研究科 加齢・環境皮膚科
松永佳世子	藤田保健衛生大学医学部アレルギー疾患対策医療学
尾見　徳弥	クイーンズスクエアメディカルセンター
根岸　　圭	東京女子医科大学附属成人医学センター 美容皮膚科
宮田　成章	みやた形成外科・皮ふクリニック
山本　有紀	和歌山県立医科大学附属病院皮膚科
坪内利江子	銀座スキンクリニック
岩城佳津美	いわきクリニック 形成外科・皮フ科
上中智香子	和歌山県立医科大学附属病院皮膚科／寄附講座光学的美容皮膚科
神人　正寿	和歌山県立医科大学附属病院皮膚科
河野　太郎	東海大学医学部外科学系形成外科学
田邉　　昇	中村・平井・田邉法律事務所
宮崎　孝夫	宮崎クリニック

はじめに

　このたび,「最新 美容皮膚科診療ナビゲーション」を出版させていただくこととなりました.本書は,「知りたい！美容皮膚科のいま」(Visual Dermatorogy 2013年6月号)を基とし,一部加筆・修正もしくは新たに追加執筆したものであることをご理解いただけましたら幸いです.

　本書が出版されるのは,2018年8月.以前,藤田保健衛生大学皮膚科学講座が第30回日本美容皮膚科学会総会・学術大会を開催させていただいたのは2012年8月であり,6年の年月が経過しました.当時もお盆後の多忙な時期にもかかわらず,非常に暑い名古屋に1,000人以上もの方々が参加してくださり,美容皮膚科・美容外科領域に興味をもたれている医師ならびに医療従事者が多いことを事務局長として実感したことを思い出します.

　ではこの6年間でどう変化してきたのでしょうか？　6年間の変化をふまえ,本書を(1)美容皮膚科の基礎科学,(2)美容皮膚科で用いる皮膚の検査,(3)医薬品・化粧品の知識,(4)患者指導,(5)施術による治療,(6)美容皮膚科医が知っておくべき法律の知識,の6つの項目に分類し,計35名の先生に執筆していただきました.幹細胞研究,美容皮膚科学に必要な基礎知識,漢方治療,訴訟問題,ピコセカンドレーザーをはじめとした各種治療方法など,非常に多岐にわたり読み応えのある内容になったと自負しております.諸先生方のおかげで素晴らしいものができあがりました.この場をお借りして御礼申し上げます.

　以前の羅針盤にも記載している内容ですが,山積している問題点は依然として残っています.それは医師の問題のみならず,各種企業やエステティック(エステ)関連の問題,さらには行政・司法の問題もあります.

　まず,医師側の問題点のなかには,美容医療に対する研修方法,独自のスタンスでエビデンスのない治療を行う医師の存在などがあげられます.皮膚科・形成外科医が修練して治療を行うことが重要であると思います.診療科を問わず開業と同時に美容医療に参入したり,近年では歯科医が美容医療に参入したりする時代になっています.

　次に,企業やエステに関連する問題点では,医療機器をエステに販売することにより逮捕された事例,光治療において施術し熱傷反応を生じさせ刑事事件に発展した事例,さらにはそれらに関連した医師が逮捕され起訴されたといった事例も存在し,報道されてもいます.基本的に治療に準ずる施術は医師法により医師が行うこととなっており,それを遵守することは必要と考えています.

　最後の問題点は,新規開発され国外では認可されている機器が国内で認可されるまで非常に長い時間が必要であるということ.これは患者さんに対して不利益となることであり,われわれも現状における行政のシステムが改善されることを望んでおります.

　これらの問題点の修正には,いばらの道が待っていますが,倫理観をもっている医師が行えることは,日々勉強,努力しながら適正な美容医療を行うことしかありません.それが訴訟問題を少しでも防ぐことにつながると信じています.また,皮膚科を専門としている先生であれば,ひとつの手段として,日本皮膚科学会認定皮膚科専門医を取得後に,上級専門医として認定されている美容皮膚科・レーザー指導専門医の取得(を目指す)をお勧めします.

　今後も美容皮膚科学領域は発展していくと思います.また何年か経過すれば新たな知見や技術が生まれるかもしれませんが,日々勉強,努力しながら適正な美容医療を行う姿勢はいつまでも変わらないと思います.本書の内容が皆様の診療,知識の向上に少しでもお役に立てることを願いながら,序文を終わらせていただきます.

2018年7月

藤田保健衛生大学坂文種報德會病院 皮膚科　秋田 浩孝

目次

第1章 美容皮膚科の基礎科学

1. 表皮の構造と機能　　秋山 真志　12
2. メラニンの化学
   ―微量化学分析法の開発とその応用例　　若松 一雅　16
3. 毛の構造と機能　　下村 裕　24
4. 皮脂腺の構造と機能　　井上 里佳, 林 伸和　27
5. 皮膚常在菌　　赤座 誠文　32
6. 紫外線と美容・老化　　錦織 千佳子　35
7. シミの理論　　船坂 陽子　40
8. 幹細胞と美容皮膚科学　　長谷川 靖司　46

第2章 美容皮膚科で用いる皮膚の検査

1. 皮膚検査の重要性
   ―ダーモスコピーによる顔面の色素性病変の診断と注意点　　岩田 洋平　54
2. シミに有効な検査　　舛田 勇二　60
3. シワ治療判定に有用な検査　　菊地 克子　64
4. 化粧品（医薬部外品を含む）のアレルギー検査　　鈴木 加余子　69
5. 皮膚病理　　玉田 伸二, 田中 佐枝　74

第3章 医薬品・化粧品の知識

1. 保湿薬　　　　　　　　　　　　　　　　　　安部 正敏　80
2. 美白剤　　　　　　　　　　　　　　　　　　長濱 通子　87
3. 痤瘡治療薬　　　　　　　　　　　　　　　　小林 美和　92
4. 美容漢方　——美容皮膚科における漢方薬の役割　野本 真由美　97
5. 普段使いの化粧品など
　——ファンデーション・口紅，二重まぶた化粧料・カラーコンタクトレンズ
　　　　　　　　　　　　　　　　　　　　　　曽山 聖子　102

第4章 患者指導

1. スキンケア・サンスクリーン剤の患者指導
　　　　　　　　　　　　　　　　　　　　　　澤田 美月　108
2. 喫煙と皮膚老化の関係は？
　エビデンスはありますか？　　　　　　　　　森田 明理　115
3. サプリメントで有効なものはありますか？
　　　　　　　　　　　　　　　　　　　　　　松永 佳世子　118

第5章 施術による治療

1. レーザー・光線治療の機序と安全性 　尾見 德弥　122
2. 日光性色素斑に対するレーザー・IPL治療 　根岸 圭　127
3. CO_2 レーザー治療のコツ 　宮田 成章　134
4. ケミカルピーリング 　山本 有紀　139
5. エレクトロポレーション 　坪内 利江子　142
6. 注入療法 　岩城 佳津美　148
7. レーザートーニングの実際
　　　　　　　　　　上中 智香子, 神人 正寿, 山本 有紀　154
8. ピコ秒レーザーとは 　河野 太郎　160
9. 機器を用いたたるみ治療 　秋田 浩孝　164

第6章 美容皮膚科医が知っておくべき法律の知識

1. 医師法17条って何？
   最低限知っておくべき判例を教えてください
   　　　　　　　　　　　　　　　　　　田邉 昇　170
2. 医事紛争から身を守る最低限の知識
   ―疾患別治療別インフォームド・コンセントのポイント　宮崎 孝夫　174

索引　178

本書は月刊 Visual Dermatology 2013 年 6 月号（Vol.12, No.6）特集
「知りたい！美容皮膚科のいま」に最新の情報等を加え，単行本用に再編集したものです．

第1章

美容皮膚科の基礎科学

第1章 美容皮膚科の基礎科学

1 表皮の構造と機能

秋山 真志

はじめに

本稿では，美容皮膚科において重要と考えられる表皮の構造と機能について概説する．今回取り上げる構造は，①角層のバリア構造，②表皮細胞の相互接着構造，③基底膜部の接着構造，④メラノサイトとメラノソームの4つである．

皮膚のもっとも重要な働きの一つが，バリア機能である．この皮膚のバリア機能の要が皮膚最表面の角層である．角層のバリア機能により，体表面からの水分蒸散量はコントロールされ，かつ，外界からのアレルゲン等の異物の侵入が防がれている（図1）[1]．角層のバリア機能の障害により，さまざまな皮膚疾患を生じるが，ドライスキン，さめ肌など，美容上のトラブルの原因にもなっている．アトピー性皮膚炎も皮膚バリア障害が発症因子と考えられる疾患の一つである．角層バリアの機能不全があると，外界からの刺激を受けやすく，外来アレルゲンに対する感作が成立しやすく，アトピー性皮膚炎の発症へとつながる．

角層のバリア構造以外にも，表皮細胞間の相互接着に働く接着構造，デスモゾームや表皮と真皮を接着する接着構造，ヘミデスモゾーム等の接着構造は，表皮の強度を保つうえで，非常に重要な役割を担っている．また，皮膚の見た目を決める大切な要素である皮膚色を決めるのは，表皮にあるメラノサイトが産生するメラノソームというメラニン色素を含んだ顆粒である．

① 角層のバリア構造とバリア機能

角層の構造のなかで，バリア機能にとって重要な要素には，角化細胞の細胞質内のケラチン・フィラグリン分解産物，cornified cell envelope（周辺帯：marginal band）とよばれる裏打ちタンパクの結合により厚くなった細胞膜，そして，角層細胞間脂質層があげられる（図2）[1]．このバリアの3大要素のうちの一つ，角層細胞間脂質層を形作っている脂質は多様であり，主な成分としては，セラミド，遊離脂肪酸，コレステロールがあげられる．それらのうち，セラミドは，角層細胞間脂質層の正常な形成と皮膚バリア機能にとって，とくに重要であると考えられる．セラミドもほかの脂質同様，層板顆粒によって顆粒層細胞の細胞辺縁へと運ばれる．そして，角化の過程で，角層細胞間へ分泌されるか，あるいは，層板顆粒の膜の一部として，corneocyte lipid envelope（CLE）を形成すると考えられている．

角化した細胞の細胞膜は，細胞質側からのインボルクリン，ロリクリン等の裏打ちタンパクの結合によって厚くなり，cornified cell envelopeという厚く比較的丈夫な膜を形成している．このcornified cell envelopeの外側をCLEとよばれる疎水性の層が取り巻いており，さらにその外側に，角層細胞間脂質層の多重層状構造がみられる．このcornified cell envelopeと角層細胞間脂質層の多重層状構造の間に介在する脂質層CLEは，

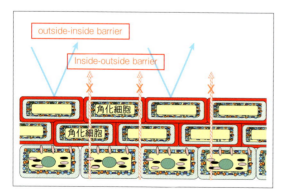

図1 角層のバリア機能（文献1より転載し，一部改変）
角層細胞とその間隙を埋める角層細胞間脂質層からなる角層のバリアは，両方向性バリア（outside-inside barrier と inside-outside barrier）として機能する．角層のバリアは，体の内側からの水分蒸散量を調節し，かつ，外界からのアレルゲン等の侵入を防ぐ．

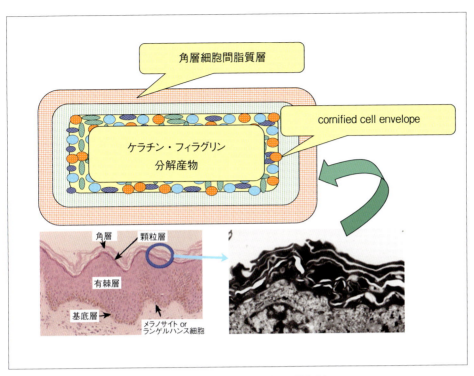

図2 角層のバリア構造の3大重要因子（文献1より転載，一部改変）

内側では，cornified cell envelope と強固に結合し，外側では，角層細胞間脂質の多重層が形成される際の土台，基盤（scaffold）として働いている．

　フィラグリンは皮膚の構造タンパクである．フィラグリンの前駆タンパクであるプロフィラグリンは，分化した表皮細胞のケラトヒアリン顆粒の重要な構成要素であり，角化の過程で1本のプロフィラグリンは切断されて10〜12個のフィラグリン分子になり，最終的にケラチン，フィラグリン分解産物は角化した細胞の細胞質内を満たす．このフィラグリン分解産物は，天然保湿因子として働き，かつ，皮膚のバリア機能の要としての役割を果たす．プロフィラグリンをコードする遺伝子 *FLG* に遺伝子変異があることによって，プロフィラグリンが欠損，あるいは，著明に減少すると，ケラトヒアリン顆粒の形成不全を来し，正常の角化過程が障害され，皮膚バリア機能の低下を来す．その結果生じるのが，尋常性魚鱗癬とよばれる角化症である．

　フィラグリンはこのように，角層の水分保持，バリア機能に重要なタンパクであり，2006年以降，フィラグリン遺伝子 *FLG* 変異とアトピー性皮膚炎が有意に相関することが示されている（図3）[2]．

② 表皮細胞の相互接着構造

　表皮細胞間の物理的な結合に働く細胞間接着構造で，表皮の強度を保つのにもっとも重要な役割を果たしているのがデスモゾームである（図4）[3]．デスモゾームは，付着板（attachment plaque）という細胞膜の細胞質側の構造と，細胞膜貫通型のカドヘリン分子から構成されている．この細胞膜貫通分子のうち，デスモグレインが細胞相互の接着にとくに重要な役割を果たしており，これらの膜貫通分子は，隣り合った細胞の同じ分子とカルシウムイオンの存在下に結合する．すなわち，デスモゾームによる細胞接着は，カルシウムイオン濃度と密接に関連している．デスモグレインが表皮細胞の接着に重要な役割を果たしていることは，デスモグレインが天疱瘡における自己抗体の対応抗原であることからも明らかである．

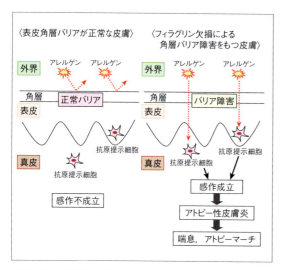

図3 フィラグリン欠損・減少による角層バリア障害を有するヒト皮膚でのアトピー性皮膚炎の発症メカニズム（文献2より転載）
バリアの健全な皮膚（左側）では，アレルゲンの侵入は多くの場合防がれ，感作は成立しにくい．フィラグリン欠損・減少による角層バリア障害を有する皮膚（右側）では，アレルゲンが頻回に侵入，感作が成立し，アトピー性皮膚炎の発症，さらには，喘息，アトピーマーチへとつながる．

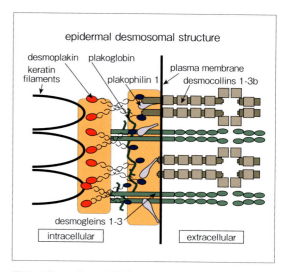

図4 デスモゾームを構成する主要分子とその超微形態学的局在（文献3を参考に作成）

　そのほかに，表皮細胞間の接着構造としては，細胞相互の情報伝達に働く細胞間チャネルであるギャップジャンクションや，角層直下の有棘層の細胞にあり，身体の内部と外界との境界として働くタイトジャンクション等がある．

③ 基底膜部の接着構造

　表皮の基底細胞とその下の真皮の間にあり，表皮を真皮に係留する部分が基底膜部である．この部分の係留機能に障害がおこると，表皮は，真皮から容易に剝がれ，びらんを形成する．基底膜部の係留機能が大切であることは，この部分の遺伝性の異常が接合部型，あるいは，栄養障害型の表皮水疱症の病因となることや，水疱性類天疱瘡等の自己抗体のターゲットがこの部分であることから，端的に示されている．

　超微形態学的には基底膜部では，基底細胞の真皮側の細胞膜の直下に，lamina lucida とよばれる電顕的に白く抜けてみえる層があり，そのさらに真皮側に lamina densa とよばれる黒くみえる層がある．この lamina densa は，Ⅳ型コラーゲン，ラミニン332等からできている．基底細胞の基底膜部に面する部分には，ヘミデスモゾームとよばれる接着構造があり，ヘミデスモゾームには，表皮細胞の細胞骨格であるケラチン線維（主にケラチン5，ケラチン14からなる）が，結合している．ヘミデスモゾームの下では，ⅩⅦ型コラーゲンがヘミデスモゾームと lamina densa を結びつけている．lamina densa の真皮側にはⅦ型コラーゲンからなる係留線維（anchoring fibrils）があり，真皮内のⅠ型およびⅢ型コラーゲンと lamina densa を結びつけている．

④ メラノサイトによる色素産生

　皮膚の色は角層による光の散乱や，真皮の血流量などさまざまな要因で決められるが，もっとも重要なのはなんといっても，表皮に存在するメラノサイトによるメラニン色素の産生と表皮細胞への伝達である．メラノサイトは胎生期に神経堤から遊走してきて，表皮に住み着いた細胞である．

正常皮膚では，メラノサイトは，表皮の基底層に散在し，メラニン色素を有するメラノソームを産生する．メラノサイトの細胞質内には，stage Iから IV の成熟段階のメラノソームがみられ，stage IV が成熟したメラノソームである．成熟したメラノソームは，メラノサイト内の trafficking 機構によりメラノサイトの樹状突起内を輸送され，周囲の表皮細胞（主に基底細胞）に送りこまれる．基底細胞に送りこまれたメラノソームは，核の皮膚表面側を覆うように分布し（melanin cap），紫外線による核内の DNA 障害を防ぐ．

本稿は月刊 Visual Dermatology 2013 年 6 月号に掲載したものを単行本用に一部加筆・修正した．

Key words

角層，デスモゾーム，バリア，フィラグリン，ヘミデスモゾーム，メラノサイト

文献

1) Akiyama M, Shimizu H: Exp Dermatol 17: 373, 2008
2) 秋山真志：日医師会誌 138: 2536, 2010
3) McMillan JR, Shimizu H: J Dermatol 28: 291, 2001

第 1 章　美容皮膚科の基礎科学

2　メラニンの化学—微量化学分析法の開発とその応用例

若松　一雅

はじめに

メラニン色素は，黒色〜黒褐色で不溶性のユーメラニン（eumelanin）と，赤褐色〜黄色でアルカリに可溶性のフェオメラニン（pheomelanin）からなる．メラニンは動植物界に広く分布しており，脊椎動物では主に体表に存在している．

メラニンの構造には不明な点が多いが，詳細な化学分解反応により，ユーメラニンは 5,6-ジヒドロキシインドール（DHI）と 5,6-ジヒドロキシインドール-2-カルボン酸（DHICA）が，さまざまな比率で重合したポリマーであることが知られている．一方，フェオメラニンはシステイニルドーパの酸化的重合により生成するベンゾチアジン，ベンゾチアゾール誘導体が複雑に結合したポリマーであることがわかっている．メラニン色素は，カモフラージュ，光の吸収と発散，ラジカル捕捉，エネルギーの調節，熱の維持など，さまざまな機能をもっていることが知られている．

メラニンの化学構造

メラニンは自然界にみられる色素のうち，もっとも謎の多い生体高分子として認識されている．「メラニン」という言葉は，1840 年に黒色の動物色素を指す言葉として Berzelius により造語された．現在，メラニンは「神経冠由来の細胞中でチロシン酸化代謝経路により生物発生的に由来する黒色・黒褐色の不溶性で窒素を含む色素」と定義され，5,6-ジヒドロキシインドール中間体の酸化的重合により生成する黒色〜褐色の不溶性のユーメラニンと，システイニルドーパ中間体の酸化により生成する赤褐色〜黄色のアルカリ可溶性の硫黄元素を含むフェオメラニンからなる．前者の例は，イカスミのセピアメラニン，ヒトまたはマウスの黒色毛髪・体毛メラニン，後者の例は，ヒトの赤毛毛髪メラニン，マウスの黄色体毛メラニン，黄色鳥毛メラニンの例が知られている．また，ドーパミンやほかのカテコールアミン前駆体の酸化により中脳黒質で生成する黒色のニューロメラニンもメラニンの一種である．それに対して，黒色のカビの色素（アロメラニン）は，硫黄，窒素元素を含んでいないため，メラニンとして定義されない．

メラニンは芳香族骨格を有する深色の高分子化合物である．ユーメラニンとフェオメラニンの生合成過程の概略を図 1[1)] に示す．いずれもアミノ酸チロシンを共通の前駆体として，メラノサイトに特異的に存在する酵素チロシナーゼの作用により合成が開始される．チロシナーゼがチロシンと反応すると，最初にドーパキノンが生成される．ドーパキノンはきわめて反応性が高く，システインなどの SH 化合物が反応系内に存在しなければ，ただちに分子内付加反応をおこして赤色色素ドーパクロムになる．なお，以前はドーパがチロシナーゼ反応の第一段階の生成物と考えられていたが，現在では，図 1[1)] に示されるように間接に生成する説が有力である[2)]．

続いて，ドーパクロムは酵素が存在しなくても，徐々に脱炭酸反応して DHI を生成する．一方，ドーパクロム・トウトメラーゼ（チロシナーゼ関連タンパク-2：TYRP2）によりドーパクロムからの互変異性化反応によって DHICA を生成する．チロシナーゼ関連タンパク-1（TYRP1）は DHICA を酸化する活性をもち，TYRP2 とともにユーメラニン合成を促進している．DHI，DHICA はきわめて酸化されやすく，酸化重合して黒色のユーメラニンとなる．チロシナーゼは DHI を酸化する活性を有しているので，DHI と DHICA の酸化によるユーメラニンの生成は，TYRP1 により加速されることになる．ドーパキノンが生成する際

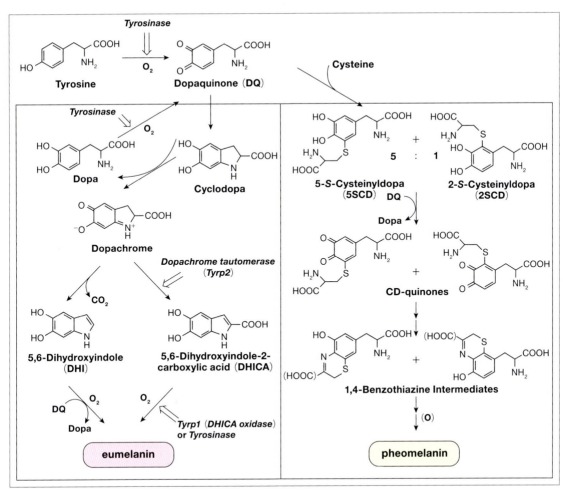

図1 メラニンの生合成経路(文献1より引用)
チロシナーゼ,Tyrp1,Dct/Tyrp2とチロシン前駆体がユーメラニン形成に関与している.一方,フェオメラニン形成には,チロシナーゼ(前駆体であるチロシン,システインとともに)だけが必要である.ヒトTYRP1はDHICAオキシダーゼとして反応しない.

にシステインが存在すると,SH基の高い求核反応性により分子間付加反応が優先される.その結果,5-S-システイニルドーパと2-S-システイニルドーパが生成し,さらに酸化重合反応によりベンゾチアジン誘導体とそれから派生するベンゾチアゾール誘導体やイソキノリン誘導体が複雑に結合したフェオメラニンが生成する.

最近,フェオメラニン生成の最終段階で,ベンゾチアジン構造単位が徐々にベンゾチアゾール構造単位に変換されることがわかった[3].フェオメラニン形成では,TYRP1とTYRP2の遺伝子発現および酵素活性はほぼ完全に抑制されており,システイニルドーパからフェオメラニンへの酸化過程に酵素が関与しないことが明らかにされている[4].すなわち,システイニルドーパの酸化はドーパキノンとの酸化還元反応により進行し,その後の一連の反応は非酵素的に進むものと考えられている.

天然に存在するメラニン色素の大半は,ユーメラニンとフェオメラニンがさまざまな比率で共重合したポリマーであるが,メラニン形成の過程で最初にシステイニルドーパ,ついでフェオメラニンが生成して色素形成し,その後,その核の外側にユーメラニンが沈着してドーナツ状の混合型のメラニンが形成されると推測されている(casting model)[5〜8].メラニンの化学については,いく

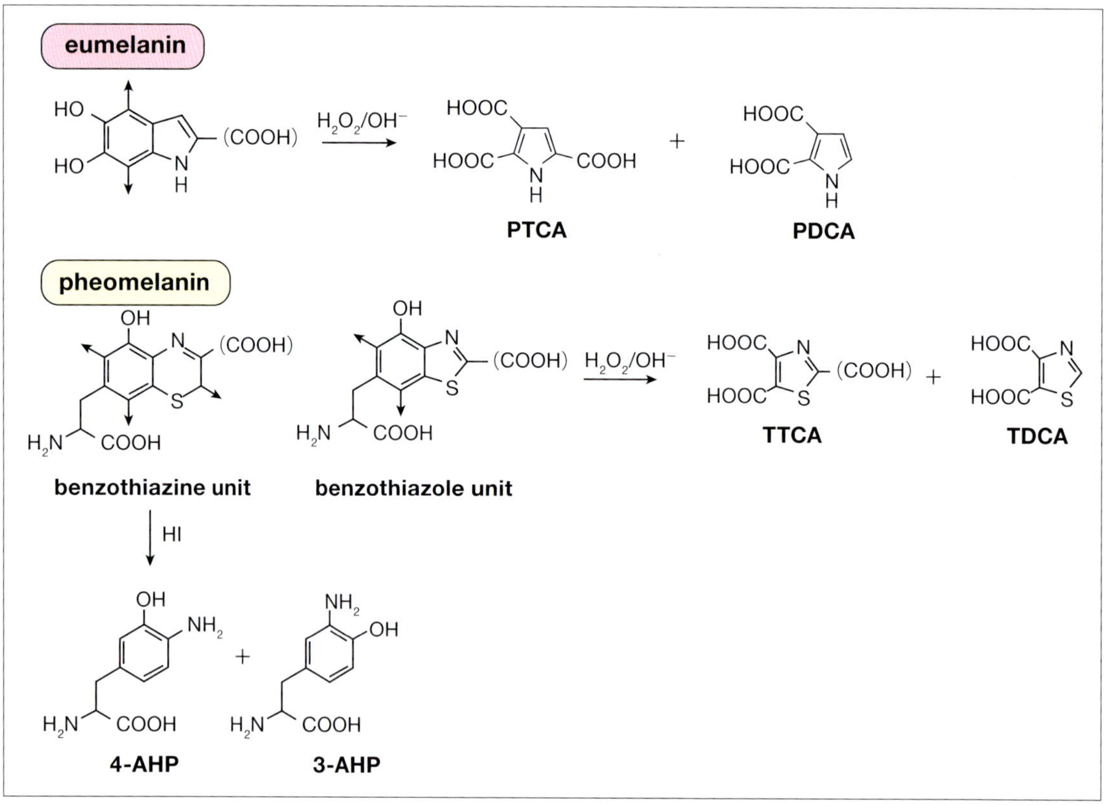

図2 ユーメラニンとフェオメラニンの化学分解（文献16より引用）
過酸化水素酸化により，ユーメラニンのDHICA, DHI構造単位からPTCA, PDCAがそれぞれ生成する．フェオメラニンのベンゾチアゾール単位からはTTCAとTDCAが得られる．HI水解により5-S-システイニルドーパ，2-S.システイニルドーパ由来のベンゾチアジン骨格から4-AHPと3-AHPがそれぞれ生成する．

つか総説がある[9,10]．

最近のメラニンの微量化学分析法

　毛髪，皮膚，目といったさまざまな色を決定するのは，主に全メラニン量やユーメラニンとフェオメラニンとの比率である[11]．ユーメラニン，フェオメラニンからは多くの特異的化学分解産物が同定されている[12]．われわれは，少量の検体でメラニン量を同定できる微量分析法を開発した．この分析法によりさまざまな種類の検体分析を行った[11]．当初，ユーメラニンは酸性KMnO₄酸化によりピロール-2,3,5-トリカルボン酸（PTCA）を，フェオメラニンはHI水解によりアミノヒドロキシフェニルアラニン異性体（AHP）として特異的分解産物を分析できた[13,14]．PTCAはユーメラニンポリマーのDHICA骨格由来の分解生成物である．また，AHPはフェオメラニンポリマーのベンゾチアジン骨格由来の分解生成物である．これらの特異的分解生成物は，PTCAに対しては紫外線検出器により，またAHPに対しては電気化学検出器により高速液体クロマトグラフィーにより分析できる．

　最近われわれは，ユーメラニンとフェオメラニンを同時に測定できる，より簡便な方法を開発した（図2）[3]．その方法は，アルカリ性過酸化水素酸化により，PTCAのほかにピロール-2,3-ジカルボン酸（PDCA），チアゾール-2,4,5-トリカルボン酸（TTCA），チアゾール-4,5-ジカルボン酸（TDCA）を分析する方法である．PDCAはユーメラニンポリマーのDHI由来の構成単位の特異的マーカーであり，TTCAとTDCAはフェオメラニンポリマーのベンゾチアゾール構成単位の特

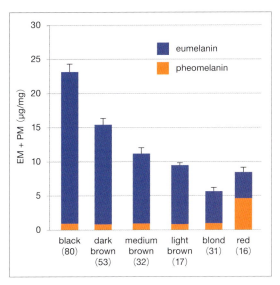

図3 ヒトのさまざまな毛髪（n = 229）中のユーメラニンとフェオメラニン量（文献16より引用）

異的マーカーである．全メラニン量を測定する方法では，Soluene®350と水で検体を加熱可溶化させ，吸光度を500 nmの波長で測定する方法が用いられる[15]．ユーメラニンとフェオメラニンの比率は，500 nmと650 nmの吸光度の比率からも求めることができる．以上の微量分析法を用いた最近のメラニン分析を紹介する．

ヒトの毛髪色素と皮膚色素の多様性[16, 17]

マウスにおいては，現在まで300以上の色素形成遺伝子が知られているが，約20数個の遺伝子が直接にメラニン色素形成やユーメラニンと

フェオメラニンの比率に関与していることが知られている．

われわれは，化学的表現型がコンジェニックマウスの遺伝子型と同様に視覚的表現型にうまく相関することを発表した[18, 19]．さらに，ヒトの毛髪メラニンを測定したところ，黒色・ブロンド毛髪は，一定のレベルで少量のフェオメラニンを含むことがわかった（図3）[16]．一方，ユーメラニン含量は色の濃さによって変動することが判明し，黒色からブロンドの毛髪は，色の多様性にかかわらずユーメラニンを多く含んでいた．この結果は，フェオメラニン量は少量にもかかわらず一定量含まれているが，混合メラノジェネシスのcasingモデルを反映していた[5, 6]．このcasingモデルは培養ヒト表皮メラノサイトや，ぶどう膜メラノサイトでの混合メラノジェネシスによく合致している．赤毛のみがほぼ等しい量のユーメラニン，フェオメラニンを含んでいた．また，ヒト表皮中のメラニン含量を測定したところ，皮膚色にかかわらず，ユーメラニンを約74％，フェオメラニンを約26％含んでいた．より色の薄い皮膚ではユーメラニン含量が低い結果になり，紫外線照射に対してより高い感受性を示す結果となった（図4）[17]．

UVAによるメラニンの酸化分解

ユーメラニンは，光保護（photoprotective）作用があり，一方フェオメラニンは光毒性

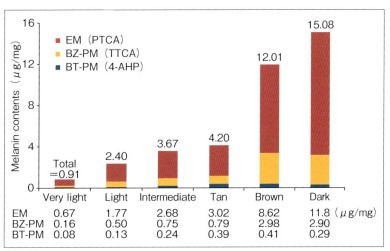

図4 ヒトのさまざまな皮膚色中（n=35）のユーメラニンとフェオメラニン量（文献17より引用）
ユーメラニン量はPTCA値を38倍した値．ベンゾチアジンタイプのフェオメラニン量は4-AHP値を9倍した値．ベンゾチアゾールタイプのフェオメラニンは量はTTCA値を34倍した値．

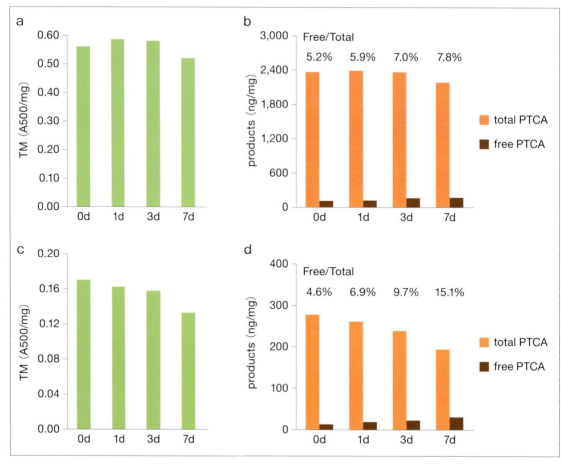

図5 UVA照射による毛髪ユーメラニンの分解（文献25より引用）
マウス黒色体毛中の（a）全メラニン量，（b）全PTCA量と遊離PTCA量．ヒト黒色毛髪中の（c）全メラニン量，（d）全PTCA量と遊離PTCA量．

(phototoxic) があるといわれている．地球表面に達する紫外線（UV）は，主に約95％の紫外線A（UVA：320〜400 nm）と約5％の紫外線B（UVB：280〜320 nm）からなる．ヒト皮膚を太陽光の紫外線に曝露すると表皮メラノサイトにメラニン形成が促進され，皮膚をDNA損傷から保護している[20]．UVBはDNAの光損傷をひきおこし，UV曝露後2〜3日で黒化をもたらすために，光保護の役割をする．それに対して，UVAは酸化損傷を来し，数分内で即時の色素黒化をひきおこし，すでに存在しているメラニンが光酸化され，光保護の役割に寄与しないと考えられている[21,22]．長い間，UVBには発癌性があると考えられていた．さらに，UVAもまた皮膚癌を誘発することが報告されている[23,24]．

われわれは，皮膚，毛髪，目のメラニン色素が構造上の光分解をおこすかどうかを調べた．もし，ユーメラニンが紫外線により分解されると，ユーメラニンの光保護効果を低下させ，フェオメラニンの光毒性が増強することが予想される．そこで，光分解がヒトの毛髪中 in situ でおこるか，マウス黒色体毛，ヒト黒色毛髪がUVA照射（4 mW/cm^2）により，経時的に変化するかどうかを調べた（図5）[25]．結果は，マウス，ヒトともに照射後7日で全PTCAは減少し，遊離PTCAは増加を示した．ここで，遊離PTCAの生成はユーメラニンの分解によって，in situ でPTCAが生成したことを示している．したがって，遊離PTCA/全PTCA比はユーメラニン構造の酸化分解の感度のよいマーカーになりうる．

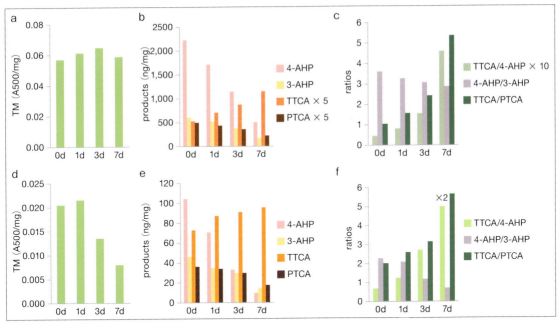

図6 UVA照射による毛髪フェオメラニンメラニンの分解（文献25より引用）
マウス黄色体毛中の（a）全メラニン量，（b）マーカー量，（c）マーカーの比率．ヒト赤色毛髪中の（d）全メラニン量，（e）マーカー量，（f）マーカー比率．

同様に，フェオメラニンを含むマウス黄色体毛，ヒト赤毛毛髪にUVA照射した（図6）[25]．4-AHPが急激に減少し，TTCAが増加した．PTCAは2倍ほど減少した．その結果，TTCA/4-AHPは増加し，TTCA/PTCAも増加した．ヒトの7日目の4-AHP値が3-AHPより低値を示したことにより，フェオメラニン中のベンゾチアジン骨格が分解したことを示している．したがって，TTCA/4-AHPと4-AHP/3-AHPはフェオメラニンのUVによる酸化分解のよいマーカーになることがわかった．TTCA/4-AHPの増加は，フェオメラニンのベンゾチアジン骨格からベンゾチアゾール骨格への骨格変換を反映している．

UVBについても同じ実験を行ったところ，UVAと同様な結果が得られたが，UVBによるメラニン骨格の分解はUVAより遅いことがわかった．

dark CPDと光発癌に関与するメラニンの役割

一般に，ユーメラニンは抗酸化剤として，フリーラジカル捕捉剤としての性質があり，光保護をすることが知られているが，フェオメラニンはユーメラニンに比べて紫外線の遮断能力が弱く，さらに紫外線により誘導される活性酸素種の産生を増幅し，DNA傷害，悪性黒色腫（メラノーマ）の発症に関与することが知られている．メラニンを含む細胞に，UVBまたはUVAを照射すると，即時型のシクロブタン型ピリミジンダイマー（CPD）が生成し，UV照射が終わった後でも少なくとも3時間もの間，CPD生成が続くことがわかった[26]．この紫外線非照射の状態で生成したCPDをdark CPDという．このDNAの光生成物であり突然変異を誘発するdark CPDの生成メカニズムは，紫外線照射により生成したスーパーオキシドと一酸化窒素により生成する過酸化亜硝酸がメラニン分解生成物と反応して，不安定な四員環のジオキセタンを生成し，その熱分解に伴って生成する励起状態の三重項カルボニルがDNAのピリミジン塩基にエネルギーを転移させ，2+2シクロ付加反応によりdark CPDが生成するというものであり，このdark CPD生成にはメラニンが必要であることが示された．また，紫外線の非照射下でも過酸化亜硝酸とユーメラニン前駆体から三重

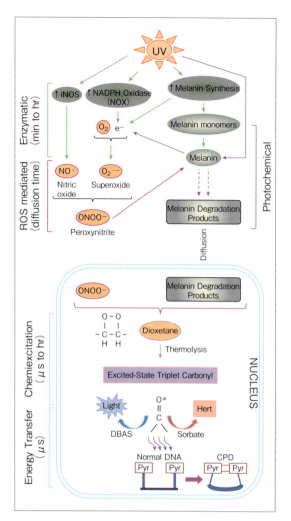

図7 dark CPD生成におけるユーメラニンの役割
（文献26より引用，一部改変）
UV照射により分解を受けたメラニンモノマーとUV照射で生成したスーパーオキシドと一酸化窒素から生成する過酸化亜硝酸が反応後，メラニンの励起三重項カルボニルが生成する．そのエネルギーをDNAに与えて，CPDが生成する．

項カルボニル種の生成が確認されている（図7）[26]．

メラニン産生細胞におけるロドデノールの毒性機序

4-（4-ヒドロキシフェニル）-2-ブタノール（一般名rhododendrol，商品名ロドデノール：RD）を配合した薬用化粧品による脱色素斑等の皮膚障害が多発することが判明し，2013年7月から製品の自主回収が行われた．RDはマッシュルームチロシナーゼおよびヒトチロシナーゼの良好な基質となり，細胞毒性をもつオルトキノン体が生成することが明らかとなった（図8）[27]．この毒性の機序についてRDのチロシナーゼ酸化により生成するRDキノンが，非タンパク性チオールであるグルタチオン（GSH）およびシステイン（CySH）と付加反応をおこして，それらの細胞内濃度を低下させる．この反応と競合的にタンパク-SHとの結合形成もおこる．これにより，SH酵素の失活や抗原の産生がおこる．CySHと結合したRDキノン（Cys-RDカテコール）は酸化されてRDフェオメラニンを生じる．また，CySHとの結合を免れたRDキノンは二量化反応などを経てRDユーメラニンとなる．これらのRDキノン由来のメラニン様色素は，GSHやCySHのみならず，アスコルビン酸やニコチンアミドアデニンジヌクレオチド（NADH）を酸化して，同時に活性酸素を産生する．これが毒性機序の概略である．一方，RDキノンの解毒機構の仮説についても近年発表され，メラノサイトに対するRDの細胞毒性は，毒性作用と解毒作用のバランスによって左右されるものと推測されている．いくつかの報告があるので参考にされたい[28,29]．

おわりに

以上のように，メラニンの微量化学分析法およびその応用例を概説したが，これらは，ほんの一部である．今後，メラニンの三次元構造とその生体機能の関与など，まだまだ解明しなくてはならないことがいろいろ残っている．今後の研究の発展に寄与したいと思っている．

本稿は月刊Visual Dermatology 2013年6月号に掲載したものを単行本用に一部加筆・修正した．

Key words

ユーメラニン，フェオメラニン，光毒性，チロシナーゼ，dark CPD

文献

1) Ito S, Wakamatsu K: Pigment Cell Res 7: 141, 1994
2) Cooksey CJ et al: J Biol Chem 272: 26226, 1997

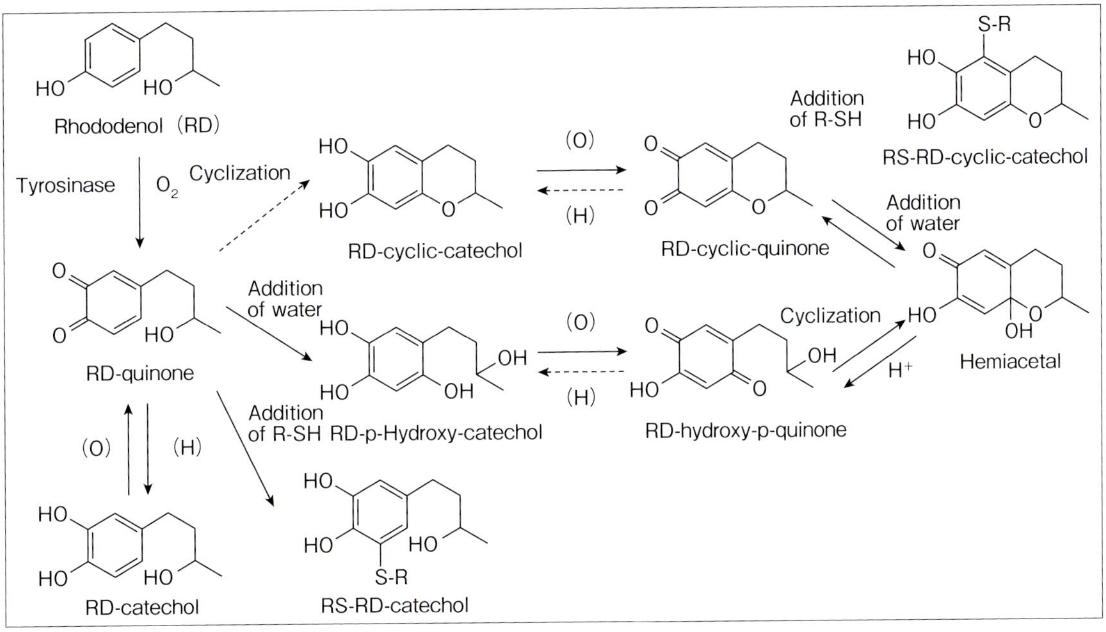

図8 ロドデノール（RD）のチロシナーゼ酸化による毒性代謝物の産生（文献27より引用）

3) Ito S et al: Pigment Cell Melanoma Res 24: 605, 2011
4) Kobayashi T et al: J Cell Sci 108: 2301, 1995
5) Ito S, Wakamatsu K: Photochem Photobiol 84: 582, 2008
6) Simon JD et al: Pigment Cell Melanoma Res 22: 563, 2009
7) Wakamatsu K et al: Pigment Cell Res 19: 154, 2006
8) Wakamatsu K et al: Pigment Cell Melanoma Res 21: 97, 2008
9) Ito S et al: Melanins and Melanosomes, Wiley-VCH, Germany, p.167, 2011
10) 若松一雅，伊藤祥輔：色素細胞 第2版—基礎から臨床へ—（伊藤祥輔，柴原茂樹，錦織千佳子編），慶應義塾大学出版会，東京，p.127, 2015
11) Ito S, Wakamatsu K: Pigment Cell Res 16: 523, 2003
12) Prota G: Melanins and Melanogenesis, Academic Press, San Diego, 1992
13) Ito S, Fujita K: Anal Biochem 144: 527, 1985
14) Wakamatsu K, Ito S: Pigment Cell Res 15: 174, 2002
15) Ozeki H et al: Pigment Cell Res 9: 265, 1996
16) Ito S, Wakamatsu K: J Eur Acad Dermatol Venereol 25: 1369, 2011
17) Del Bino S et al: Pigment Cell Melanoma Res 28: 707, 2015
18) Ozeki H et al: J Invest Dermatol 105: 361, 1995
19) Lamoreux ML, Wakamatsu K, Ito S: Pigment Cell Res 14: 23, 2001
20) Brenner M, Hearing VJ: Photochem Photobiol 84: 539, 2008
21) Miyamura Y et al: Pigment Cell Melanoma Res 24: 136, 2011
22) Wolber R et al: Pigment Cell Melanoma Res 21: 487, 2008
23) Coelho SG, Hearing VJ: Pigment Cell Melanoma Res 23: 57, 2010
24) Wood SR et al: Proc Natl Acad Sci USA 103: 4111, 2006
25) Wakamatsu K et al: Pigment Cell Melanoma Res 25: 434, 2012
26) Premi S et al: Science 347: 842, 2015
27) Ito S et al: Pigment Cell Melanoma Res 27: 744, 2014
28) Kondo M et al: Pigment Cell Melanoma Res 29: 541, 2016
29) Ito S, Wakamatsu K: Int J Mol Sci 19: 552, 2018

第1章 美容皮膚科の基礎科学

3 毛の構造と機能

下村 裕

毛包の発生と毛周期

毛包は，掌蹠と粘膜部を除く全身の皮膚にまんべんなく分布している皮膚付属器である．

ヒトにおける毛包の発生は，胎生 65～80 日ごろに開始される．まず，表皮と真皮にそれぞれ placode と dermal condensate という特殊な細胞塊が形成され，互いに刺激を受け合いながら徐々に毛包を形成していく(図1)．この過程では，WNT，BMP (bone morpho-genetic protein)，EDA (ectodysplasin) や SHH (sonic hedgehog) など，他臓器の発生でも重要なさまざまなシグナル伝達分子が作用している[1]．毛包の形成は生後数カ月で完了し，その後は，退行期(catagen)，休止期(telogen)，成長期(anagen)からなる毛周期を一生涯にわたって営む(図1)．

ヒトの頭髪の毛周期は約 2～6 年であり，それぞれの毛包が独自の毛周期で退縮と再生をくり返している．なお，頭頂部や前頭部の毛包の毛乳頭細胞には，活性型男性ホルモン(ジヒドロテストステロン)を合成する酵素である 5α-レダクターゼIIとアンドロゲン受容体が，他部位に比べ豊富に発現しており，男性型脱毛症の発症に深く関与している[2]．活性型男性ホルモンによって刺激された毛乳頭細胞からは TGF-β1 などが分泌され，毛母細胞の増殖を抑制することにより，毛周期の短縮化と毛包のミニチュア化を来すと考えられている[3]．

バルジに局在する毛包上皮幹細胞

立毛筋が付着するバルジ(毛隆起部)に毛包上皮幹細胞のニッシェ*が局在している(図2)[6]．ヒトのバルジでは，CD200，keratin 15，keratin 19 などが豊富に発現していることが知ら

用語解説

＊ ニッシェ：幹細胞が生息する微小環境．

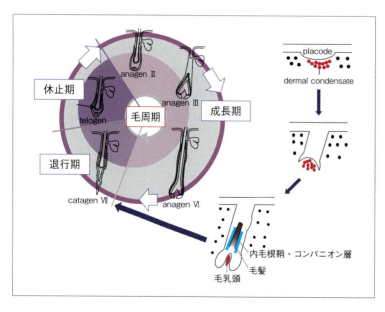

図1 毛包の発生と毛周期の模式図
placode と dermal condensate は，それぞれ毛包上皮と毛乳頭へと分化していく．

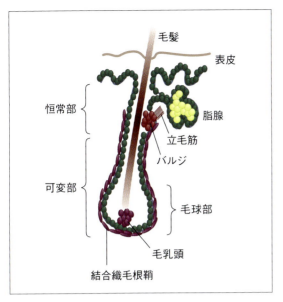

図2 成長期毛包の模式図（文献6を参考に作成）
バルジに毛包上皮幹細胞のニッシェが局在する．

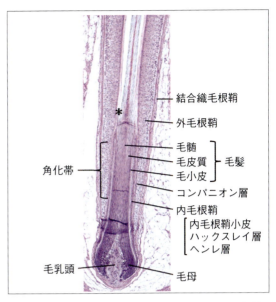

図3 ヒト成長期毛包のHE染色像（文献8より転載・改変）
成長期毛包上皮は複雑な層構造を形成する．毛髪は角化帯で強固に角化し，しだいに内毛根鞘から遊離する（＊）．

れている[5]．休止期のバルジは毛乳頭と隣接しており，毛乳頭からのシグナルを受けて成長期が誘導される．成長期には，バルジの幹細胞から供給される娘細胞が外毛根鞘を形成しながら真皮側に移動し，毛球部の毛母細胞になる．その後，毛母細胞が増殖し，毛包を形成する各層構造へと分化していく．バルジの下端より上方は毛周期に影響されずに構造を保つ（恒常部）一方で，バルジの下端より下方は盛んに形態を変化させる（可変部）（図2）[6]．毛包上皮幹細胞は，毛包だけでなく脂腺や表皮などへも分化する能力を有しており，とくに創傷治癒時に重要な役割を担っているとみられる[7]．

成長期毛包の構造と機能

成長期毛包上皮は，全8層からなる複雑な層構造を呈する．毛球部の中央では毛髪（毛髄・毛皮質・毛小皮）が形成され，その周囲を内毛根鞘，コンパニオン層，外毛根鞘が順次とり囲み，毛髪の成長を支持している（図3）[8]．毛髪の主要な構成タンパクは毛ケラチンと毛ケラチン関連タンパクであり，両者が密接に結合し合って強固に角化する．また，その他の層構造にはさまざまな上皮系ケラチンが発現している[9]．

内毛根鞘は，内側から内毛根鞘小皮，ハックスレイ層，ヘンレ層の計3層から構成され，トリコヒアリン顆粒を豊富に含む．毛髪の分化過程では，毛小皮と内毛根鞘は密に接しているが，毛髪の角化帯における角化が完了するとともに内毛根鞘も完全に角化し，しだいに毛髪から遊離して毛狭部下部で崩壊する．これにより，毛髪がスムーズに毛孔から外部に伸長していくことが可能になる．

コンパニオン層は，内毛根鞘のすぐ外側にある1層の細胞からなる構造であり，ケラチン線維が毛包をとり囲むように走行していることが特徴である[10]．

外毛根鞘は毛包上皮の最外層であり，ケラトヒアリン顆粒を産生せずに角化する（外毛根鞘角化）．毛包上皮の周囲には，線維芽細胞様細胞からなる結合織毛根鞘がとり囲んでおり，微小血管や神経線維に富む．また，毛球部下端では，結合

織毛根鞘と毛乳頭は連続しており，両者の機能的な関連性も示唆されている[11]．

正常な毛包の重要な特徴の一つとして，免疫反応がおこりにくい状態を絶妙なバランスで維持していることがあげられる[12]．この免疫寛容状態が成長期毛包の毛球部で破綻すると，円形脱毛症を発症する．

まとめ

臨床の場で毛髪疾患の患者を診察する際にはもちろんのこと，毛に関する研究を行ううえでも，毛包の形態学的特徴や機能に関する正しい知識をもっていることが非常に重要である．さらに，近年飛躍的に進歩した分子遺伝学の手法を巧みに組み合わせることで，複雑な毛包の発生・分化のメカニズムの解明や新たな治療薬の開発等に貢献できると思われる．

本稿は月刊 Visual Dermatology 2013 年 6 月号に掲載したものを単行本用に一部加筆・修正した．

Key words

毛包，毛周期，バルジ，免疫寛容

文献

1) Millar SE: J Invest Dermatol 118: 216, 2002
2) Itami S, Inui S: J Investig Dermatol Symp Proc 10: 209, 2005
3) Inui S et al: FASEB J 16: 1967, 2002
4) Cotsarelis G, Sun TT, Lavker RM: Cell 61: 1329, 1990
5) Ohyama M et al: J Clin Invest 116: 249, 2006
6) Shimomura Y, Christiano AM: Annu Rev Genomics Hum Genet 11: 109, 2010
7) Oshima H et al: Cell 104: 233, 2001
8) Shimomura Y: Current Genetics in Dermatology (Oiso N ed.), InTech-Open Access Publisher, Rijeka, p.1, 2013
9) Moll R, Divo M, Langbein L: Histochem Cell Biol 129: 705, 2008
10) Ito M: Arch Dermatol Res 281: 254, 1989
11) Horne KA, Jahoda CA: Development 116: 563, 1992
12) Paus R, Nickoloff BJ, Ito T: Trends Immunol 26: 32, 2005

4 皮脂腺の構造と機能

井上 里佳，林 伸和

脂腺の構造

皮脂腺を構成する細胞は脂腺細胞と皮脂腺導管細胞の2種類よりなり，1～数個の分葉脂腺を呈する．皮脂腺細胞は基底膜から皮脂腺導管開口部に向かって分化し，分化の段階に従って大小の脂肪滴を有するようになる．皮脂腺は全分泌（holocrine gland）であり，脂肪細胞の脂肪滴はしだいに増大し，細胞内を充満させ，やがて破裂し脂質を排出する．合成された脂質は脂腺導管を通り毛包管に流入し毛孔を経て皮表に到達する（図1）．

脂漏部位では脂腺数が多く，脂腺自体も大きい．頭・全額・眉間・尾翼・鼻唇溝・オトガイ・胸骨部・肩甲間部・腋窩・臍囲・外陰部がこれにあたる．分布密度は四肢が約50個/cm^{2}であるのに対し，脂漏部位の頭では約800個/cm^2，額で400個/cm^{2}である[1]．中等度の大きさの脂腺における脂腺細胞のターンオーバーは21～25日とみられる[2]．脂腺の大きさは年齢とともに変化し，小児期で小さく思春期で増大する[3]．

毛を欠如する部位では直接皮表に開口する脂腺が存在しこれを独立脂腺（free sebaceous gland）という．口唇，頬粘膜，乳輪，膣，陰唇，亀頭，包皮内板などに分布し，眼瞼のマイボーム腺もこの一種である．

皮脂の成分

皮膚表面の脂質は皮脂腺由来の脂腺性脂質（95%）と表皮由来の表皮脂質（5%）よりなる．

脂腺性脂質の構成成分はトリグリセライド，ジグリセライド，遊離脂肪酸，スクワレン，ワックスエステルなどである（表）[4]．

脂腺内で合成されたばかりの皮脂は総グリセライド（トリグリセライド，ジグリセライド，モノグリセライド）であるが，*Propionibacterium acnes*（*P. acnes*），*Staphylococcus epidermidis*，*Pityrosporum* などの微生物のリパーゼにより加水分解され，皮表に到達したときには遊離脂肪酸が増加する．またスクワレンはヒトにおいては脂腺のみで産生される[5]．

皮脂分泌のメカニズム

皮脂の分泌がホルモンによって調節を受けることは広く知られている．

とくに男性ホルモンは皮脂腺の大きさ，皮脂生成を増加させ，その結果として皮脂分泌を亢進させる．男性ホルモンの由来は男女で異なり，男性では大部分が睾丸に，ごく一部が副腎に，また女性では副腎と卵巣に由来している．

男性ホルモンの中にはその作用が強力なテストステロン，dihydrotestosterone（DHT），また作用が比較的弱い dehydroepiandrosterone

表 Composition of sebum and epidermal lipids（文献4より引用）

lipids	sebum weight（%）	epidermal surface lipid weight（%）
triglycerides, diglycerides, and free fatty acids	57	65
wax esters	26	NA
squalene	12	NA
cholesterol	2	20

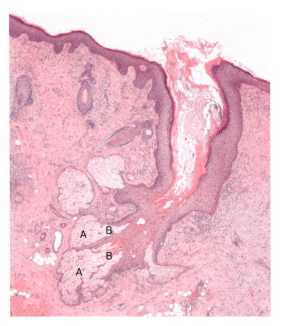

図1　脂腺の組織像（HE染色）
A：脂腺細胞, B：脂腺導管

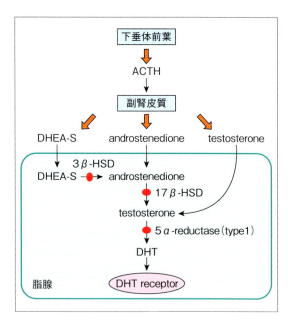

図2　脂腺とホルモン

sulfate（DHEA-S），アンドロステンジオンがある．脂腺細胞においてDHEA-S，アンドロステンジオンはコレステロール代謝酵素である17β-hydroxysteroid dehydrogenases（17β-HSD）によりテストステロンへと合成され，さらに5α還元酵素（1型）により作用の強いDHTに変換される[6]（図2）．

DHTは脂腺細胞の核にある男性ホルモン受容体と結合し，皮脂分泌作用を促進させる．

Akamatsuら[7]の培養ヒト脂腺細胞を用いた実験結果によると，顔面から得た脂腺細胞ではDHTによって強く増殖が促進されたが，下肢から得た脂腺細胞ではその作用が弱かったとの報告がある．またThiboutot[8]らによると，顔面の脂腺では，痤瘡を生じにくいその他の部位の脂腺よりも17β-HSDの活性が高く，アンドロゲン合成が高まっている可能性が示唆された．したがって痤瘡を生じやすい部位に存在する脂腺細胞は，男性ホルモンの代謝・作用が促進し，部位特異的に皮脂産生が増えていると考えられる．

皮脂量に関してはホルモン以外に食事，年齢，性別などの影響が考えられている．皮脂中のトリグリセライドは血中の糖質から生成されるため，飢餓状態では皮脂組成中のトリグリセライドやワックスエステルが減少する[3]．新生児では分泌量は多いが小児期には減少し思春期から再び増加する．女性では10〜20歳台に，男性では30〜40歳台にピークを迎え，以後減少していく[3]．

脂腺の機能

皮脂は膜状に皮表を覆い，皮膚に侵入する細菌や真菌の感染防御に働くと推測されている．P. acnesは皮脂のトリグリセライドを加水分解して遊離脂肪酸を増加させ，皮表のpH4〜6に下げる．これは酸外套（acid mantle）とよばれ，殺菌作用を有していると考えられている．

皮膚の水分バリア機能の中心はセラミドなどの表皮角層間脂質とコレステロール，遊離脂肪酸による多層構造によって維持されている．そのため皮脂の少ない小児には乾燥肌がみられる．

皮脂の分泌亢進と皮膚疾患

皮脂の分泌亢進により生じる疾患として脂漏性皮膚炎や痤瘡，酒皶などがある．ここでは美容的に問題となる痤瘡と酒皶を取り上げる．

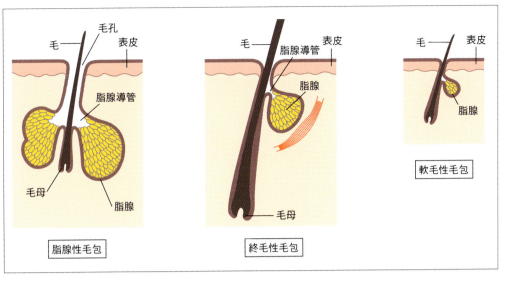

図3　毛包の構造

◆ 痤瘡

痤瘡とは面皰を初発疹とし，紅色丘疹，膿疱，さらには囊腫，硬結の形成もみられる毛包脂腺系における慢性炎症性疾患を指す．

その発症メカニズムは皮脂の分泌亢進，毛包漏斗部の閉塞，P. acnes らによる炎症が重要となっている．毛包漏斗部の閉塞は毛包漏斗部角化細胞の増殖，異常角化，角層細胞の接着性亢進によってもたらされる．

痤瘡患者おいては角層のセラミド量が低く，慢性的な皮膚のバリア障害をひきおこす．その結果，毛包の角化細胞から IL-1α などのサイトカインが放出され，角化の亢進と面皰形成が惹起される[9]．

P. acnes は皮膚・毛包に常在する通性嫌気性杆菌であり，好脂性を示す．好中球走化性因子を産生し，活性化した好中球は活性酸素を放出し組織障害をひきおこす．P. acnes の細菌性リパーゼは皮脂中のトリグリセリドを加水分解し，遊離脂肪酸を産生する．産生された活性酸素と遊離脂肪酸により毛包壁の刺激・破壊がひきおこされる．また，P. acnes は CD4 細胞を活性化させ毛包の角化細胞から IL-1α 放出を誘導させ，前述した面皰形成にも関与している[10]．

毛包には脂腺性毛包，終毛性毛包，軟毛性毛包の 3 つがある．痤瘡の主座となるのは脂腺性毛包であり，後 2 者に痤瘡は生じない．脂腺性毛包は痕跡的な毛器官を有し，うぶ毛様である（図3）．毛包壁が薄く内腔径が広くなっていること，毛孔内腔の真皮内部分が長く皮脂が貯留しやすい構造であることが面皰を生じやすくさせ，尋常性痤瘡の発症・病態に重要となっている．

◆ 特殊な痤瘡（PCOS）

難治性の思春期後痤瘡患者にみられる基礎疾患として，多嚢胞性卵巣症候群（polycystic ovary syndrome：PCOS）がある．

その診断基準は，①月経異常，②多嚢胞性卵巣，③血中男性ホルモン高値，もしくは LH（luteinizing hormone）基礎値高値かつ FSH（follicle stimulating hormone）基礎値正常のすべてを満たすものとなっている．

PCOS の臨床症状として月経異常，不妊，男性化徴候（低音声，陰核肥大，骨格筋の発達），肥満などがあり，皮膚においては痤瘡以外に多毛がみられる．また，インスリン抵抗性の耐糖能異常が存在することがある．

PCOS の病態の中核は，卵巣におけるアンドロゲンの過剰産生である．下垂体からの LH 分泌増加が卵巣の内莢膜細胞に作用し，アンドロゲン

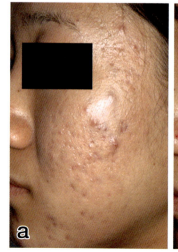
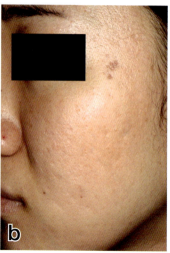

図4 PCOSによる痤瘡の症例
(a) 初診時
(b) PCOSの診断後，経口避妊薬内服3カ月後．炎症性皮疹の改善がみられた．

が産生される．肥満を伴う患者においてインスリン抵抗性を伴うと代償性の高インスリン血症となり，このインスリンも卵巣におけるアンドロゲン産生を刺激する[11]．

思春期後痤瘡の患者を診察する際は，月経不順の有無を確認する．2カ月以上の月経がない場合や月経周期が39日以上60日以内の稀発月経の場合には，産婦人科での精査を勧める．

PCOSによる痤瘡の症例では，LHの増加とエコーにて多囊胞性卵巣を認め，通常の痤瘡治療では難治で，経口避妊薬内服により皮疹は改善する（図4）．

◆ 酒皶

酒皶は顔面の紅斑・毛細血管拡張を背景として，丘疹・膿疱や鼻瘤を生じる．

臨床症状から①紅斑・毛細血管拡張型酒皶（第1度酒皶），②丘疹・膿疱型酒皶（第2度酒皶），③鼻瘤（第3度酒皶），④眼型酒皶（眼合併症）の4型に大別される．

一義的な病因は不明であるが，酒皶の患者では自然免疫機構を介した外的刺激の感受性の増加が病態として提唱されている[12]．

酒皶では抗菌ペプチドであるカセリサイディンと，その活性を発現させる役割をもつ蛋白分解酵素であるカリクレイン5が表皮において増加し，これらにより皮膚炎症が誘導される[13]．

病理組織像では脂腺性毛包周囲に優位な炎症細胞浸潤を認めるが，脂腺性毛包内の変化は痤瘡より乏しい[14]．皮膚付属器，神経を巻き込んだ組織球を主体とした炎症反応を来すと考えられている[15]．

酒皶の増悪因子として紫外線，寒暖差，乾燥，刺激のある食物やアルコール摂取などがあげられる．紫外線照射と糖質コルチコイドステロイド外用は，紅斑症状の悪化だけでなく丘疹・膿疱の誘発の原因となるため，注意が必要である[15]．また，酒皶の患者では *Demodex folliculorum* の増加がしばしばみられ，疾患の引き金となる可能性が示唆されている[13]．

文献

1) Cunliffe WJ: Acne, Martin Dunitz, London, p.93, 1989
2) Plewig G, Christophers E: Acta Dermatovener 54: 177, 1974
3) 瀧川雅浩：標準皮膚科学 第9版，医学書院，東京，p.26，2009
4) Thiboutot D et al: J Invest Dermatol 123: 1, 2004
5) 朝田康夫，西嶋攝子：尋常性痤瘡—研究・臨床・治療，協和企画，東京，p.17, 1993
6) William J Cunliffe, Harold PM Gollnick: ACNE diagnosis and management, Martin Dunitz, London, p.8, 2001
7) Akamatsu H et al: J Invest Dermatol 99: 509, 1992
8) Thiboutot D et al: J Invest Dermatol 111: 390, 1998
9) Ingham E et al: J Invest Dermatol 98: 895, 1992

10) Guy R, Green MR, Kealey T: J Invest Dermatol 106: 176, 1996
11) 矢野清人, 松崎利也, 苛原 稔: 最新女性医療 4: 17, 2017
12) Yamasaki K et al: J Invest Dermatol 131: 688, 2011
13) Yamasaki K et al: J Invest Dermatol Symp Proc 15: 12, 2011
14) 山崎研志: 皮膚病診療 39: 244, 2017
15) Steinhoff M et al: J Investig Dermatol Symp Proc 15: 2, 2011

第1章 美容皮膚科の基礎科学

5 皮膚常在菌

赤座 誠文

はじめに

ヒトの皮膚表面には，数多くの微生物，すなわち皮膚常在菌が生息している．皮膚常在菌は皮脂膜の一部を構成し，ヒトにとって有益な役割を担っていると考えられている．たとえば，皮脂を分解して酸を産生し，黄色ブドウ球菌やA群溶血性レンサ球菌などの病原菌が増殖しにくい弱酸性のpH 4～6に皮膚表面を調整している．一方で，皮膚常在菌の過剰増殖は，さまざまな皮膚疾患をひきおこす．皮膚常在菌を理解し，上手につきあうことは，皮膚の美容にとって重要なことといえるであろう．ここでは，ヒトの皮膚常在菌である Cutibacterium acnes および Malassezia について概説する．

皮膚常在菌叢

健常人における皮膚常在菌叢を図1[1]に示す．顔面（前額部および頬部），軀幹（前胸部および上背部）ともに，もっとも多い常在菌は Cutibacterium である．軀幹と比較して，前額部で菌数が多い．次いで，男性顔面では Malassezia と Staphylococcus，女性顔面では Staphylococcus，軀幹では男女ともに Malassezia が多く常在する．皮膚常在菌叢に夏季と冬季による大きな違いはない．

Cutibacterium acnes

Cutibacterium acnes は，最近まで，Propionibacterium acnes と呼ばれていた嫌気性のグラム陽性細菌である[2]．ヒトの皮膚常在菌としては C. acnes（図2），C. granulosum，C. avidum があげられるが，このうち C. acnes が最優勢であり，皮膚常在菌の大半を占めている．

C. acnes は尋常性痤瘡の炎症原因菌でもある．C. acnes は4種類のDNA型に分類できるが，尋常性痤瘡病巣部からは，そのうちのDNA-type 3 が顕著に多く検出される（図3）[3]．この結果は，尋常性痤瘡において，C. acnes の特定のタイプが深く関与している可能性を示唆している．

Malassezia

Malassezia（図4）は哺乳動物の皮膚を主たる生息場所にする好脂性真菌（酵母）である．培養が困難であることなどから，長い間分類学が混沌とした状態にあったが，遺伝子学的解析法の発達により，2000年前後から急速に菌種分類研究が進み，現在は14菌種から構成される属となって

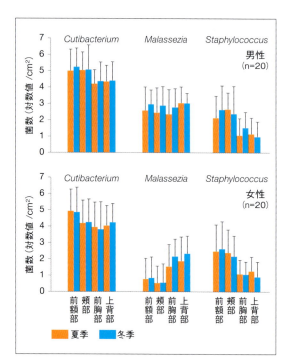

図1 健常人における皮膚常在菌叢（文献1より転載，一部改変）
Swab法にてサンプリングを行い，Cutibacterium および Staphylococcus は培養法，Malassezia は非培養法（リアルタイムPCR法）によって解析．

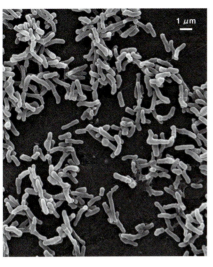

図2 *C. acnes* の電子顕微鏡像

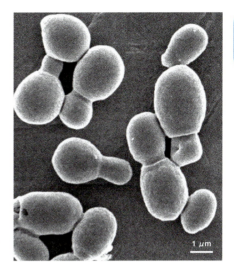

図4 *Malassezia sympodialis* の電子顕微鏡像

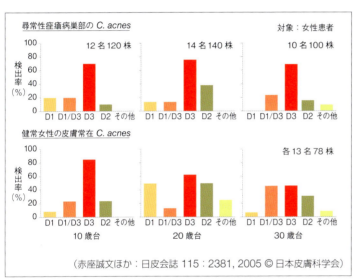

（赤座誠文ほか：日皮会誌 115：2381, 2005 © 日本皮膚科学会）

図3 尋常性痤瘡病巣部および健常人の皮膚表面から検出された *C. acnes* の DNA 型（文献3より転載，一部改変）
D1：DNA-type 1，D2：DNA-type 2，D3：DNA-type 3，D1/D3：D1/D3 中間タイプ．

いる（図5）．このうち9菌種がヒトの皮膚由来である．

皮膚に常在する *Malassezia* について，菌種ごとに解析した結果を示す（図6）[1]．男性顔面では *M. restricta*，男性軀幹では *M. globosa* および *M. dermatis*，女性軀幹では *M. globosa* および *M. sympodialis* が多く常在していた．この結果は，皮膚常在 *Malassezia* 菌叢には性差と部位差があることを示している．

Malassezia は，癜風およびマラセチア毛包炎の原因菌であり，脂漏性皮膚炎（フケ症），アトピー性皮膚炎，さらには尋常性乾癬にも関与する

といわれている．われわれは，マラセチア毛包炎患者における *Malassezia* 菌叢を調べた結果，マラセチア毛包炎患者のマラセチア菌叢は健常人と変わらず，また病巣部から検出される菌種も常在菌種であったことから，マラセチア毛包炎は特定のヒトまたは特定の菌種によって発症する疾患ではなく，皮膚に常在する *Malassezia* によって発症する疾患であることを明らかにしている[5]．

さいごに

ヒトにとって，皮膚常在菌は重要なパートナーであり，皮膚の美容のためには，皮膚常在菌自体，

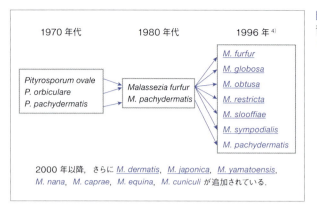

図5 *Malassezia* 分類の変遷
青字は現在の分類．アンダーラインを示した菌種はヒト由来（アンダーラインがない菌種は動物由来）．

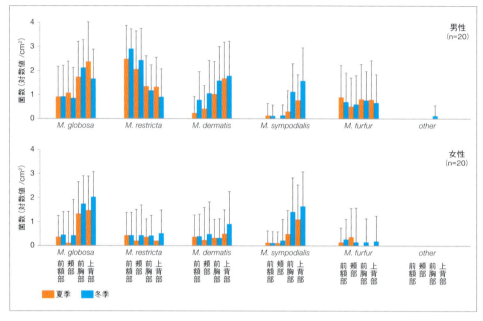

図6 健常人の皮膚常在 *Malassezia* 菌叢（文献1より転載，一部改変）
Swab 法にてサンプリングを行い，非培養法（リアルタイム PCR 法）によって解析

さらにはそれによる皮膚疾患を理解し，上手につきあっていく必要があると考える．しかし，皮膚常在菌の生態や関連する疾患のメカニズムについては，未解明な点がまだまだ多い．さらに，環境中にはいまだに分離・同定されていない微生物が数多く存在し，近年，メタゲノム解析による研究も盛んに行われつつある．皮膚常在菌に関する研究は，今なお進行途中にある．

本稿は，月刊 Visual Dermatology 2013 年 6 月号に掲載したものを単行本用に一部加筆・修正した．

Key words

Cutibacterium acnes（*Propionibacterium acnes*），*Malassezia*

文献

1) Akaza N et al: J Dermatol 37: 786, 2010
2) Scholz CF, Kilian M: Int J Syst Evol Microbiol 66: 4422, 2016
3) 赤座誠文ほか：日皮会誌 115: 2381, 2005
4) Guého E, Midgley G, Guillot J: Antonie Van Leeuwenhoek 69: 337, 1996
5) Akaza N et al: Med Mycol 47: 618, 2009

第1章 美容皮膚科の基礎科学

6 紫外線と美容・老化

錦織　千佳子

老化と光老化

"生理的老化"，"光老化"，"病的老化"の病態は，"細胞に生じる傷"という面で共通点を有する．そして，"細胞の傷"をつくる大きな要素が日常の生命維持におけるエネルギー代謝によって産生される活性酸素と紫外線である（図1）．活性酸素の産生が，遺伝子，脂質，タンパクの傷害をひきおこし，老化を促進すると考えられる．紫外線はDNAへの直接的な損傷に加えて活性酸素も産生し，一方で，活性酸素もDNAの傷をつくるという相乗作用がある．

一方で蓄積するDNAの傷も老化促進の一因子である．色素性乾皮症・ウェルナー症候群など早老症は，DNA修復に異常があるため，DNAの傷が修復されないために皮膚がん・しみといった老徴が現れる，いわば"病的な老化"と位置づけられるが，これらの疾患の病態を考えると，DNAの損傷が蓄積することが一つのシグナルとなってその後の色素沈着，皮膚がんの発生がおこっていると考えられる（図2）．

生理的な加齢に慢性的な紫外線曝露が加わった老化を光老化と総称するが，この光老化が美容皮膚科の対象となる，しみ・しわの原因となる．

太陽光の人への作用

太陽光線のうち，われわれの住む地球上に届くのは300 nm以上の紫外線，可視光線，赤外線である．紫外線は短波長側からUVB，UVAに分けられている．UVBはDNAに直接傷をつくり，UVAは光増感剤の関与の元に活性酸素を生じさせると考えられてきた．しかし，最近の研究ではUVAも活性酸素だけでなく，DNAの直接的な損傷であるピリミジンダイマーを生じることが示されている（図3）．

光老化は，良性腫瘍・悪性腫瘍（皮膚がん）の発生，深いしわ，皮膚の粗糙化，不規則な色素沈着，毛細血管拡張などに特徴づけられる（表1）．

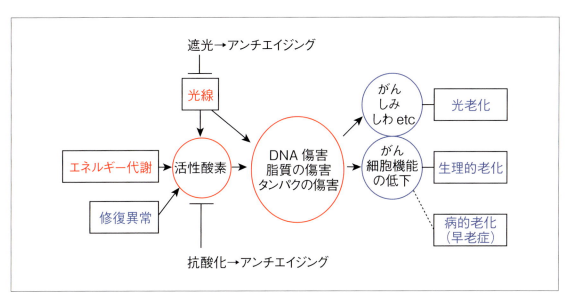

図1　老化のメカニズムから考えるアンチエイジング
生理的な老化，光老化，病的老化に共通する機序は活性酸素であり，それを抑えることでアンチエイジングが期待できる．

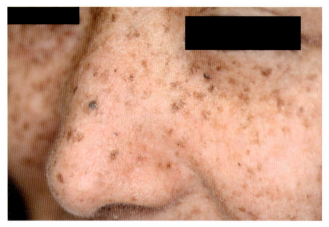

図2 20歳,女性,色素性乾皮症A群
色素性乾皮症は紫外線によって生じるDNA損傷を修復することができない疾患であるが,DNA損傷が修復されないことにより,顔面にしみが多数みられる.このしみの特徴は色調が濃淡混在し,大小不動の不均一なしみで,まさに高齢者の光老化皮膚でみられる"しみ"と非常によく似ている.皮膚がん発症のみならず,しみの出方も通常の光老化が数十年早く現れていることを示唆している.とともに,光老化の機序にDNA損傷が関与することも示している.

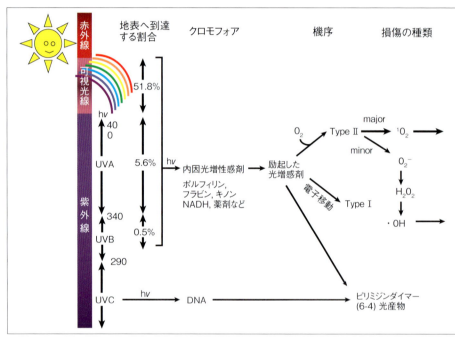

図3 太陽光から放射される赤外線・可視光線・紫外線とそれにより生じるDNA損傷と活性酸素種発生の機序

皮膚がんを生じさせる波長はUVB,光老化のなかでも,しみ・しわの形成などにはUVBもUVAも関与するとされている.紅斑が出ない程度の紫外線であってもくり返し浴びていると,しみ・しわの変化が皮膚に現れる.

光老化のメカニズム

光老化におけるメラノジェネシスの機序はかなり解明されてきている.紫外線によってメラニン産生が増える一つの経路は紫外線によるメラノサイトへの直接の効果によるものと,紫外線照射後に表皮角化細胞から分泌されるエンドセリン等の液性因子が色素細胞のメラニン生成を促進させる効果の両方によると考えられている.紫外線ダメージレスポンスの要となる*p53*遺伝子を欠損するマウスでは紫外線を照射されても色素沈着が生じないことは,メラニン産生においてDNA損傷の存在が引き金となるシグナル経路が重要であることを示している[2](表2).一方,しわについても,紫外線によるDNA損傷や活性酸素の産生が引き金となり,シグナル伝達経路を介してAP-1およびMMPが活性化され,膠原線維の断裂,弾性線維の増加が生じると考えられている(表1).

表1 経年性の老化と光老化の比較（文献1をもとに一部改変）

	経年性老化	光老化
表皮の厚み	萎縮	肥厚
しわ	細かいしわ	深いしわ
コラーゲン線維		コラーゲンⅠ，Ⅲ減少 配列が乱れる
弾性線維	減少	増加
色素沈着	不均一な色素沈着	高度に不均一な色素沈着
脂腺	過形成　　<<	過形成
	皮膚がん　<<	皮膚がん

表2 紫外線照射後のケラチノサイト由来因子のメラノサイトに対する作用（文献3をもとに一部改変）

ケラチノサイト由来因子	効果					UV
	増殖	メラニン生成	樹状突起	遊走	生存	
bFGF	⇧⇧					⇧
ET-1	⇧	⇧	⇧			⇧
GM-CSF	⇧	⇧				⇧
PGE₂		⇧				
LT	⇧					
TRX	⇧	⇧				
K-CM*	⇧⇧	⇧⇧	⇧⇧			⇧
SCF	⇧					
α-MSH	⇧	⇧				⇧
ACTH						⇧
NGF			⇧	⇧	⇧	
NO		⇧				⇧

*K-CMは培養ケラチノサイトのconditioned mediumを指す．

光防御の方法

　光老化の予防のためには光防御が重要である．紫外線を遮断するのに衣服や帽子あるいは日傘などを用いる物理的な光線の遮蔽法でもかなりの防御を行うことができるが，それだけでは不十分である．地面や壁などからの照り返しによる顔面や頸部，手背などの光防御に対応するためには，直接塗布した部分の皮膚における光防御が可能なサンスクリーン剤の外用が，確実で優れた紫外線対処法である．

　外用サンスクリーン剤は，当初はサンバーンの予防のために開発され用いられてきたので，UVBをカットすることに主眼が置かれていたが，近年，光老化予防も視野に入れたUVA，UVB両方を含むブロードスペクトルをカットするサンスクリーン剤が開発されるようになってきている．

　サンスクリーン剤のUVBに対する防御効果はSPF（sun protection factor）値で表される．SPFは太陽光近似の光源を用いてサンスクリーン剤の外用部位と非外用部位の最少紅斑量（minimal erythema dose：MED）を測定して，算出する．SPFはそのサンスクリーン剤を外用したことによって得られるMEDと外用していなかったときのMEDの比である．SPFはMEDに影響を与える要因，すなわち，被験者の

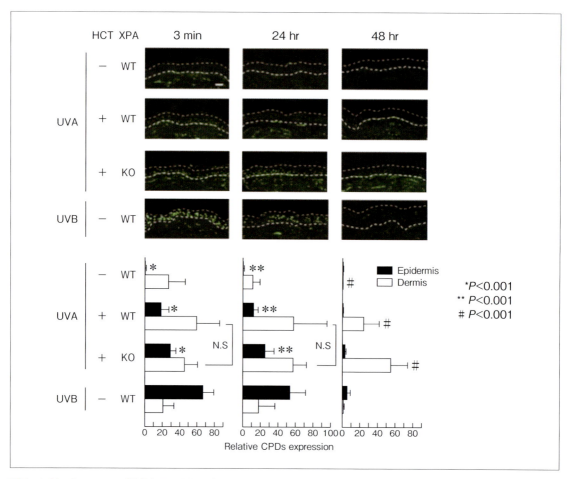

図4 ヒドロクロロチアジド投与下でUVA（364 nm）照射後のピリミジンダイマーの生成（文献5より転載）
色素性乾皮症（KO）と野生型（WT）マウスにヒドロクロロチアジドを投与して364 nmのLEDを照射すると，ピリミジンの生成が増強される．

皮膚色，角層の厚み，試料の塗布量や照射野の面積などによっても大きく左右される．現行のSPF測定法は2 mg/cm²を均一に塗布して得られた結果であるが，通常はこの1/2～1/4量くらいしか塗布していないという報告もある．したがって，いたずらにSPFの高いものを求めるよりも，定められた量を塗布し，適宜塗り直しをすることが重要である．

一方，本邦においてはUVAに対する防御能はPA（protection grade of UVA）として表される．PAはUVAPF（UVA Protection Factor）によって，PA＋（2 ≦ UVAPF < 4），PA＋＋（4 ≦ UVAPF < 8），PA＋＋＋（8 ≦ UVAPF < 12），PA＋＋＋＋（12 ≦ UVAPF）の4種類に分類される．UVAPFはMPPD（minimal persistent pigment darkening dose：最小持続型即時黒化量）といって照射後2～4時間で，ほのかな黒化がみられる最小の紫外線量のことをいい，これを防御することを指標にUVAPF値を算定する方法が行われている．

外用サンスクリーン剤の素剤と有効成分

以前は外用サンスクリーン剤の有効成分は吸収剤と散乱剤に分けられていたが，近年，技術開発が進むとともに散乱剤を微粒子化するとそれらも吸収作用をもつようになることが判明した．よってこの分類は実情にそぐわなくなり，散乱剤，吸収剤とよばれていた素剤はそれぞれ無機系素材，

有機系素材と分類されるようになってきた.

無機系のものは光を散乱させて効果を発揮する.有機系素材はその化学構造に応じて,おのおの固有の紫外線吸収波長を有しており,紫外線吸収作用を有することにより光線防御の効果を発揮する.UVB吸収作用の高いケイ皮酸(cinnamate)系,パラアミノ安息香酸(p-aminobenzoic acid:PABA)系,カンフル系,UVA吸収効果の高いものとしてベンゾフェノン系,ジベンゾイルメタン系などがある.無機系素材には酸化チタン,酸化亜鉛,酸化鉄,アルミニウムなどがある.これらの素材にはUVの吸収波長やその効果,耐水性などについてそれぞれ特徴がある.

UVA防御の重要性

最近はUVAの防御効果も狙ったサンスクリーン剤の開発が進んでいる.とくにEU諸国ではUVAに対する遮光効果がUVBに対するそれと比較して一定以上でないと,また,370 nm以下の防御効果が90%以上なければサンスクリーンとは謳えない.

これは,UVBに対する日焼け止め効果のみが大きいと,サンバーンをおこさないためにかえって長時間の日光曝露を来し,UVAの曝露量が増えることにより有害な波長をトータルでたくさん浴びてしまうことを危惧している.フランスのDoukiらのグループはヒトにUVAを照射することにより,DNA損傷であるピリミジンダイマーが無視できないレベルの量が生じることを報告した[4].われわれも,降圧利尿剤として用いられるヒドロクロロチアジド存在下でUVA波長である364 nmのLEDを照射するとピリミジンダイマーが生じることを示した(図4)[5].これらの事実は従来思われていたほどUVAが安全ではないことを示しており,日常生活でもUVA防御を視野に入れた遮光対策が光老化予防の面からも重要であると考えられる.

本稿は,月刊Visual Dermatology 2013年6月号に掲載したものを単行本用に一部加筆・修正した.

Key words

紫外線,酸化ストレス,サンスクリーン

文献

1) EL-Domyati M et al: Exp Dermatol 11: 398, 2002
2) Cui R et al: Cell 128: 853, 2007
3) 船坂陽子,錦織千佳子:新有用性化粧品の開発,鈴木正人(監修),シーエムシー出版,東京, 153, 2004
4) Mouret S et al: Proc. Natl. Acad. Sci. USA. 103: 13765, 2006
5) Kushida M et al: Photochem Photobiol 89: 649, 2013

第1章 美容皮膚科の基礎科学

7 シミの理論

船坂 陽子

はじめに

一般にシミと呼称される疾患で，高い頻度でみられるのが老人性色素斑である．Qスイッチレーザー照射にて比較的簡便に治療することが可能な場合が多い．一方，頻度は高くないもののQスイッチレーザー照射で悪化がみられ，寛解・増悪をくり返す難治性の色素斑が肝斑である．近年，とくにこの両者に対しての基礎研究が進められている．

本項では最近明らかにされてきたことに加え，私見を交えてシミについて概説する．

老人性色素斑

1）臨床

主として中年以降の顔面，手背，前腕など日光曝露部に多発する．加齢とともに高い頻度でみられるため，老化の一種と考えられている．日光非曝露部の軀幹などにも発生するが，その場合は60歳以降の高齢者である場合がほとんどである．日光曝露部では20歳台からでもみられる．慢性の紫外線（UV）曝露がその病因として重要である．自然消褪することはない．若年において顔面に発症する雀卵斑は，間欠的に大量に紫外線に曝露されることが病因として重要であり，雀卵斑では夏季に悪化するのが特徴である．老化現象を重視した場合，老人性色素斑（lentigo seniles）と呼称され，この場合は日光非曝露部の色素斑を含む．一方，日光曝露を重視した場合，日光黒子（solar lentigo）と呼称される．表皮の増殖が顕著であり，盛り上がった皮疹を呈した場合，脂漏性角化症と診断される．老人性色素斑からの移行もみられる．

2）発症機序および組織所見

老化と慢性の紫外線曝露により細胞への損傷が蓄積する結果，表皮ケラチノサイトに異常を来し，異常ケラチノサイトからのメラノサイトへのパラクリン刺激により，メラノサイトが活性化する．

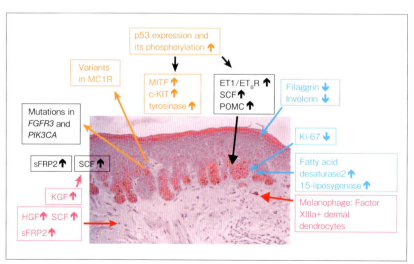

図1 日光黒子の病態
日光黒子は光老化によるケラチノサイト，メラノサイト，真皮乳頭層の線維芽細胞の異常による．略語および詳細については本文中に説明した．

Kadono S et al: J Invest Dermatol 116: 571, 2001
Hattori H et al: J Invest Dermatol 122: 1256, 2004
Motokawa T et al: J Dermatol Sci 37: 120, 2005
Hafner C et al. Br J Dermatol 160: 546, 2009
Aoki H et al: Br J Dermatol 156: 1214, 2007
Cui R et al: Cell 128: 853, 2007
Murase D et al: J Biol Chem 284: 4343, 2009
Motokawa T et al. Pigment Cell Res 20:140, 2007
Motokawa T et al. J Invests Dermatol 128:1588, 2008
Kovacs D et al: Br J Dermatol 163: 1020, 2010
Unveer N et al: Br J Dermatol 155: 119, 2006
Caario-Andre M et al: Pigment Cell Res 19: 434, 2006
Kim M et al. J Invest Dermatol 136:236, 2016

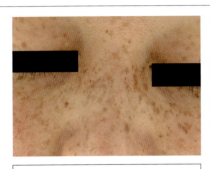

図2 雀卵斑の病態
略語および詳細については本文中に説明した.

パラクリンで作用する因子として, endothelin-1 (ET-1) および stem cell factor (SCF) が同定された[1,2]. 組織学的に表皮突起の延長とメラノサイトの数の増加がみられ, ケラチノサイトとメラノサイトの増殖異常を伴う. 過剰のメラニンの沈着がみられる.

近年, 各種シミの病態を捉えて, その異常を是正することによりシミ病変の進行を止め, かつシミ病変の色調を薄くする美白剤を開発することを目指して, とくに老人性色素斑を対象として世界中で研究が進められている.

図1にまとめたように, ケラチノサイトの異常としてはET-1, SCFの発現増強に加え, proopiomelano-cortin (POMC) の発現増強が報告されている. またケラチノサイトにおける脂質代謝異常およびケラチノサイトの増殖分化の異常が生じていることが示され, 紫外線曝露をくり返すことにより慢性の炎症を来すことがこのような異常をひきおこす一つの病因であろうと考えられている. また, p53の発現増強およびそのリン酸化状態が紫外線曝露により増強して, 前述の増殖関連遺伝子およびメラノサイトにおいてはMITF (microphthalmia associated transcription factor) やc-KITおよびチロシナーゼの発現増強が生じて, メラニン生成が亢進することが示されている. 紫外線曝露によりDNA損傷が生じるが, fibroblast growth factor receptor 3 (FGFR3: 線維芽細胞受容体3) および phosphatidylinositol 3-kinase (PI3K) の遺伝子変異が日光黒子病変皮膚において見出されている.

日光黒子を有するヒトでは melanocortin receptor subtype 1 (MC1R, MSH受容体1) に変異があることが報告されている. MC1Rに変異があると黒いメラニンのユーメラニン生成のシグナルが阻害されるため, 赤黄色いメラニンのフェオメラニンの割合が増え, 紫外線によるサンバーン反応を来しやすく, 黒色腫の発生の多いことが赤毛の白人で見出されていた. MC1Rの遺伝子変異は, 変異の場所によりユーメラニン生成の阻害度が異なるが, 雀卵斑や日光黒子を有するヒトにおいてみつかっている.

日光黒子の病因としてケラチノサイトの異常, メラノサイトの異常に加え, 真皮線維芽細胞の関与も明らかにされている. すなわち線維芽細胞に

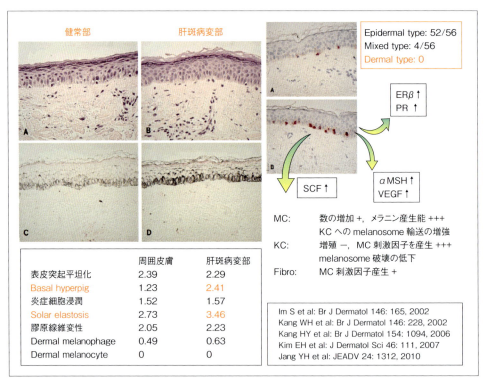

図3 肝斑の病態（組織写真は文献3より転載）
略語および詳細については本文中に説明した．

おいてHGF（hepatocyte growth factor）やKGF（keratinocyte growth factor）そしてSCFの発現増強が示され，さらにKGFはケラチノサイトにおけるSCFの発現を増強させることが明らかにされている．

以上をまとめると，日光黒子の発症には，①紫外線により表皮ケラチノサイト，メラノサイト，真皮線維芽細胞に異常が生じ，ケラチノサイトの増殖シグナルおよびメラノサイトの増殖とメラニン生成刺激シグナルが増強していること，②紫外線曝露が一つの原因となり遺伝子変異も生じていること，③慢性の炎症も関与していること，が明らかにされた．

雀卵斑

雀卵斑は図2にまとめたように，若年者においてよくみられる．前述したように，日光黒子と異なり，スキンタイプが病因として重要とされている．赤毛の白人においても雀卵斑と日光黒子の鑑別においては論争があった．すなわちMC1Rの遺伝子変異は両者ともにみられるからである．若年で発症し，顔面正中部に小斑型の色素斑として認識され，夏季に増悪する特徴を有するものを雀卵斑と考える傾向にある．筆者の経験では日光黒子は一度治療すると1年以内に元に戻るほどに再燃することは少ないが，雀卵斑は初夏に再び色素斑が再燃してくる傾向にある．したがって痂皮形成によるダウンタイムを伴うQスイッチレーザーで治療するよりも，IPL（Intense Pulsed Light）で治療するほうが負担が少なく，経過は良好なようである．

遺伝性対側性色素異常症や色素性乾皮症の患児において雀卵斑様の色素斑がみられる．このような基礎疾患がなく雀卵斑を有する者が多発した家系における遺伝子解析で，中国のグループは染色体4q32-q34に責任遺伝子があると報告している．

7 シミの理論

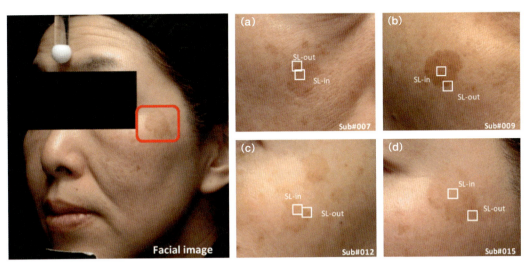

図4 日光黒子の臨床像（文献5より転載）
inは日光黒子の中央部，outは辺縁部．

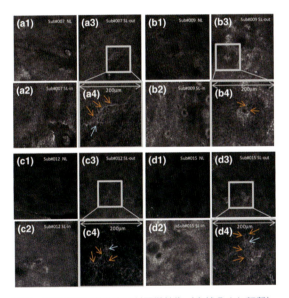

図5 日光黒子の共焦点反射顕微鏡像（文献5より転載）
a〜dは異なる対象者．a1, b1, c1, d1は健常部．a2, b2, c2, d2は日光黒子の中央部．メラニンによる輝度はみられるがデンドライトはみられない．a3, b3, c3, d3は日光黒子の辺縁部．デンドライトとの伸長がみられる．a4, b4, c4, d4は拡大像．

雀卵斑は，紫外線によりメラノサイトのメラニン生成が亢進するような，なんらかの遺伝的素因を有している者に発生する顔面の多発の小色素斑であると考えるとよいのかもしれない．すなわち，従来赤毛の白人で多いといわれていたのは，MC1Rの遺伝子異常に基づくものであるが，そのほかの遺伝子異常で赤毛の白人でなくとも同様の顔面の色素斑を形成する場合である．

肝斑

肝斑は，韓国のグループが皮膚組織を用いて精力的に解析を行い，図3にまとめたように，肝斑病変部とその周囲の健常部とを比較して解析している．その結果，肝斑病変部ではsolar elastosisがみられ，慢性の紫外線曝露が一つの誘因として重要であることが明らかにされた．なお，日光黒子と異なり，ケラチノサイトの増殖がみられず，メラノサイトにおけるメラニン生成が亢進し，かつメラノサイトの数が増加していることが示された．従来肝斑には，表皮型，真皮型，表皮と真皮に病変のある混合型に分けられていたが，免疫組織染色により真皮にメラニン含有細胞が散見される症例は真皮のメラノサイトの増殖が主体であり，対称性真皮メラノサイトーシスと診断できることから，従来肝斑の真皮型といわれていたのは対称性真皮メラノサイトーシスであり，肝斑としては表皮型と混合型の2型しか存在しないのではないかと結論づけている[3]．肝斑病変部ケラチノサイトにおいてα-MSHやVEGF

43

表 肝斑の病態と治療方針（私見）

病態
- 慢性の紫外線曝露，女性ホルモンが発症因子
- 上記が増悪因子
- 角化細胞の増殖を伴わずに色素細胞が活性化
- 真皮線維芽細胞，血管内皮細胞も色素細胞の活性化に関与
- 慢性の紫外線曝露の結果，表皮脂質合成，角層バリアの回復に不全

治療方針
- 遮光
- 光老化皮膚の改善：レチノイド，ケミカルピーリング
- 活性化色素細胞を抑制：美白剤，レーザートーニング，ケミカルピーリング
- 真皮血管増生の抑制：トラネキサム酸
- 角層のケア：正しいスキンケア

（vascular endothelial growth factor）の発現が増強，真皮線維芽細胞でのSCFの発現の増強，ERβ（oestrogen receptor β：エストロゲン受容体β）およびPR（progesterone receptor：プロゲステロン受容体）の表皮での発現亢進およびERβの真皮線維芽細胞での発現亢進がみられており，女性ホルモンの関与を示唆するものである．

共焦点反射顕微鏡

本邦では肝斑病変部の生検はむずかしいが，共焦点反射顕微鏡を用いることにより，メラニンの分布や真皮の血管の状態を広く検討することができる．さらに，この顕微鏡を用いると治療効果を経時的に評価できる利点がある．従来Wood灯もしくはUVAでメラニンの増加部位が表皮であるのか真皮であるのかを判断するのに用いられていたが，表皮に過多のメラニンがある場合には真皮のメラニン沈着を見落とす可能性が示されており，煩雑ではあるが，生体内のメラニンの分布を詳細に検討するには共焦点反射顕微鏡が有用である．この観察により肝斑では表皮メラノサイトのデンドライトが伸長していること，また真皮においてsolar elastosisに加え，血管が増加していることが見出されている[4]．

筆者らは日光黒子のシミの中央部と辺縁部を共焦点反射顕微鏡で観察したところ，辺縁部においてメラノサイトのデンドライトが伸長していることを見出している（図4，5）[5]．メラノサイトはメラニン生成が活発になるとデンドライトを伸ばし，周囲ケラチノサイトへメラノソームごとメラニンを配る．すなわちデンドライトの伸長はメラニン生成の活発な活性化メラノサイトの指標となりうる．日光黒子に対して，レーザーや美白剤で治療すると，中央部は消褪するのに，辺縁部の色素斑が残存する傾向にあることをしばしば経験する．したがって日光黒子の辺縁部は中央部に比べてメラノサイトの活性状態が高い可能性が考えられる．なお，日光黒子ではケラチノサイトの増殖を伴うために，メラノサイトのデンドライトの方向が水平でないために共焦点反射顕微鏡で検出できなかった可能性は否定できない．

肝斑への対処

肝斑は寛解・増悪をくり返し，治療に難渋する．慢性の紫外線損傷が組織学的に証明されており，遮光に留意することが肝要である．そのうえでメラニンの生成抑制および排出促進をねらった美白剤などによる治療と血栓，動脈硬化，高脂血症のリスクのないヒトに対してはトラネキサム酸による治療が奏効する場合が多い．

肝斑病変部では角層バリア機能不全があることが示されている．テープストリッピングを5回施行して，角層を一部除くと，その直後では健常部に比べてTEWL（transepidermal water loss，経表皮水分喪失量）が亢進していることが示されている[6]．肝斑の生検組織においては角層の厚さも薄いことが示されており，おそらく慢性の紫外線曝露による真皮の変化に加え，角層のバリア機能不全が生じているのではないかと考えられている．

これら肝斑の病態と治療指針（私見）を表にまとめた．肝斑に対してもさらなる解明が期待される．

本稿は，月刊 Visual Dermatology 2013 年 6 月号に掲載したものを単行本用に一部加筆・修正した．

Key words

老人性色素斑，肝斑，シミ，メラニン

文献

1) Kadono S et al: J Invest Dermatol 116: 571, 2001
2) Hattori H: J Invest Dermatol 122: 1256, 2004
3) Kang WH et al: Br J Dermatol 146: 228, 2002
4) Kang HY et al: Exp Dermatol 19: 228, 2010
5) Nakajima A et al: Exp Dermatol Suppl 1: 18 , 2012
6) Ha J et al: J Eur Acad Dermatol Venereol 26:1533, 2012

第1章 美容皮膚科の基礎科学

8 幹細胞と美容皮膚科学

長谷川　靖司

はじめに

「幹細胞」という言葉が初めて使われたのは，1874年に生物学者であったHaeckelが受精卵をそのようによんだことが始まりらしい[1]．それから約140年が経過した今，幹細胞研究は飛躍的な進歩を遂げ，とうとう試験管レベルで細胞をリプログラミングし，人工的に幹細胞をつくり出す技術が確立された．この革新的な技術を確立した京都大学の山中伸弥教授らは，その人工多能性幹細胞をiPS細胞（induced pluripotent stem cell）と命名し，2012年にノーベル生理学・医学賞を受賞された．日本が誇る最先端の幹細胞研究から生み出されたこのような革新的な技術は，今後の難病治療や創薬の研究においてきわめて有用であると考える．さらに，iPS細胞を含む「幹細胞」とよばれる特殊な細胞は，現在「再生医療」の確立に向けて急ピッチで研究が進められている．それとともに，美容分野においても幹細胞の研究を応用・活用した技術の開発が進められ，近い将来，われわれの生活の質（QOL：quality of life）をさらに向上させる技術として進歩を遂げていくと期待されている．

そこで本項では，皮膚の幹細胞研究をどのように美容分野へ応用していくのかについて概説したい．

幹細胞と再生医療

現在，幹細胞は体性幹細胞（somatic stem cell），胚性幹細胞（embryonic stem cell：ES細胞），iPS細胞などいくつかに分類され，おのおのの幹細胞について，その応用性に関する研究が

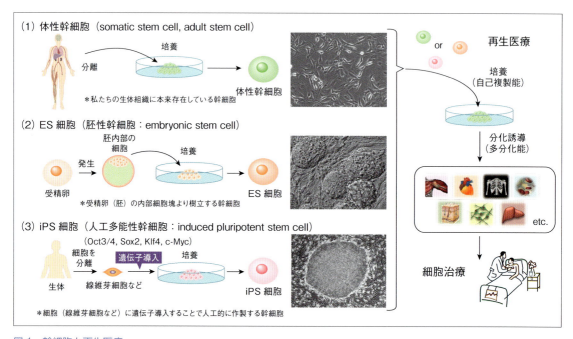

図1　幹細胞と再生医療
各幹細胞の特徴と培養時の画像を示した．体性幹細胞に比べて，ES細胞やiPS細胞はコロニーを形成しながら増殖する（コロニーの横幅は実寸約0.5 mm）．iPS細胞の画像は，ヒト線維芽細胞から樹立したもの（©京都大学教授 山中伸弥）．

進められている（図1）．これら幹細胞は，その能力や扱いに違いはあるが，ともに自己複製能と多分化能をあわせもった特殊な細胞と定義されている．すなわち，幹細胞は必要に応じて自分とまったく同じ能力をもった分身（幹細胞）をほぼ無限に産み出し，適宜さまざまな細胞に分化することで組織の恒常性維持に大きく貢献していると考えられている．このような幹細胞のもつ特殊な能力を応用した「再生医療」は，機能障害や機能不全に陥った生体組織に対して，その組織の根本的な再生を図り治療することが可能な医療として期待されている．

皮膚の幹細胞

人体最大の臓器である皮膚は，全身を覆っており，外界との境として，その最前線において物理的，化学的な刺激や紫外線など外的な要因から生体を守る役割を果たすとともに，免疫，分泌，感覚受容など，さまざまな機能を担っている．他の臓器とは異なり，ダイレクトに目視できるため，その変化を認識しやすく，おそらく誰もが経験する"傷が治る"という現象から，自らに再生能力が備わっていることを知るきっかけとなる臓器の一つである．実際に皮膚は，他の臓器に比べて再生能力が高いといわれており，古くからその再生メカニズムの研究が行われてきた．

近年では，幹細胞の研究が進展するにつれて，臓器や組織の再生メカニズムが紐解かれようとしている．これに伴い，美容皮膚科学の分野においても皮膚を根本的に「再生」させようとする新しい考え方が芽生え始めている．皮膚の再生を考えた場合，その中心は，皮膚に存在する幹細胞である．一言で幹細胞といっても，実は，皮膚には多様な幹細胞が存在していることが，これまでの研究から明らかにされている[2]．たとえば，表皮，真皮，皮下脂肪，毛包（バルジ）など，皮膚のいくつかの部位に幹細胞が存在し，効率的に各組織の恒常性維持に努めていると考えられている（図2）．

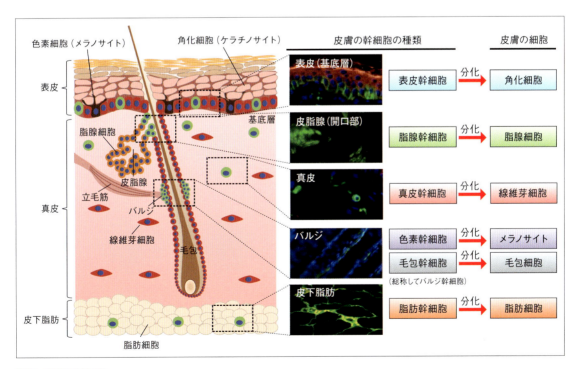

図2　皮膚の幹細胞
皮膚には主に6種類の幹細胞が存在し，おのおのの存在する組織の恒常性を維持するために，必要に応じて細胞を供給していると考えられる．

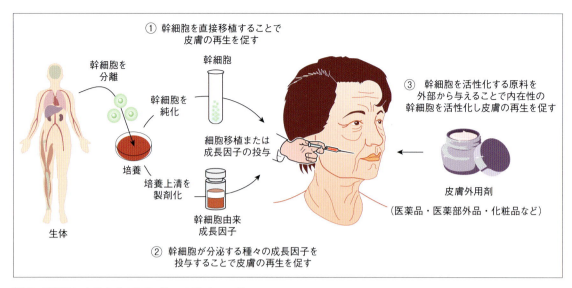

図3 幹細胞による皮膚の美容（3つのアプローチ）

皮膚の幹細胞をどう美容分野へ活かすか

美容皮膚科領域において幹細胞のもつ再生能力を活用しようとした場合，主に以下の3つのアプローチが考えられる（図3）．

①幹細胞や幹細胞から分化させた細胞を直接組織に移植し組織を再生させようとするもの，②幹細胞が分泌する成長因子などを回収し製剤化した後に組織に投与または塗布することで組織を再生させようとするもの，③皮膚外用薬などにより皮膚に内在する幹細胞を活性化させ組織の再生を促すものなど，があげられる．いずれにしても，まずは実際にわれわれの皮膚に存在する幹細胞のもつ潜在的な能力をよく理解し，それをどのように制御するかが鍵となる．

次に，皮膚の老化と幹細胞についてこれまでの研究を紹介しつつ，美容への展開についてまとめる．

1) 皮膚の老化と幹細胞

これまでの研究から，皮膚の幹細胞は，表皮，バルジ，皮脂腺，真皮や皮下脂肪などに存在しており，これらの幹細胞が協調して必要に応じて新しい細胞を供給することで，皮膚の恒常性を維持していると考えられている．いわば，皮膚の起源となる細胞であり，美容にとって非常に重要な細胞といえる．

美容では，その老化現象をいかに食い止めるか，または改善するかが課題となる．具体的な皮膚の老化現象としては，シミ，シワ，たるみ，乾燥，萎縮，キメの消失などさまざまな現象が加齢とともに現れるが，このような皮膚の老化現象と幹細胞との因果関係については，今のところ明確な答えはない．

そこでわれわれは，皮膚の加齢に伴う幹細胞の動態解析を行うことで，皮膚の老化と幹細胞の関係について検討した．20～80代の女性の皮膚における幹細胞（幹細胞マーカーとしてCD271陽性細胞を指標）の加齢に伴う動態変化について解析したところ，表皮，真皮ともに加齢に伴って幹細胞の数が有意に減少していることが明らかとなった（図4）[3]．

これらの結果から，皮膚における幹細胞の減少が組織全体の再生能力を低下させ，さまざまな老化現象を誘起させている可能性が示唆された．

2) 幹細胞の維持に重要な微小環境（ニッチ）

加齢に伴い幹細胞が減少することで，新しい細胞の供給が遅延し，皮膚の機能が低下してしまうことが「老化」の要因であるとしたならば，皮膚

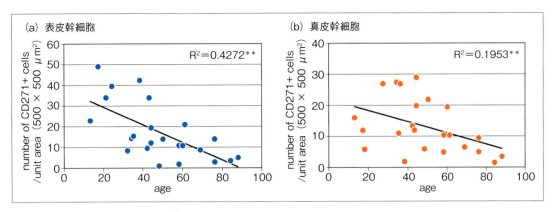

図4 加齢に伴う皮膚幹細胞の減少[3]
加齢に伴う表皮および真皮幹細胞の数の変化をグラフに示した．表皮，真皮の幹細胞マーカーとしてCD271（p75NTR）を指標とし，各年代ごとに単位面積あたりに存在する幹細胞の数をプロットした．その結果，表皮幹細胞（a），真皮幹細胞（b）ともに加齢に伴って有意に減少することがわかった．

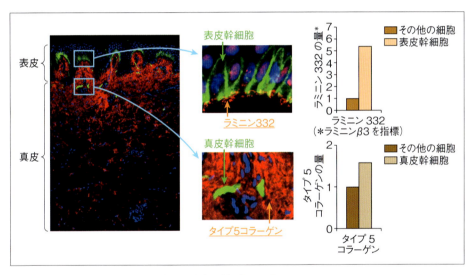

図5 表皮および真皮幹細胞が存在する微小環境（ニッチ）
皮膚における表皮および真皮幹細胞の存在部位について病理学的手法を用いて観察した．表皮，真皮幹細胞マーカーとしてCD271（p75NTR）を指標とした．その結果，ラミニン332とタイプ5コラーゲンの高発現部位に各幹細胞が局在している様子が観察された（緑：CD271，赤：ラミニン332またはタイプ5コラーゲン，青：核）．また，ラミニン332とタイプ5コラーゲンは，各幹細胞において遺伝子の発現が高かった（右グラフ）．

を美しく若々しく保つためにも，そこに存在している幹細胞を永続的に維持し，働かせることが求められる．

近年，幹細胞性を維持するために必須の微小環境が存在していることが報告されている[4]．幹細胞はこの微小環境に存在することで，自身の幹細胞性や新しい細胞の供給を永続させていると考えられている．この特殊な微小環境は「ニッチ（niche）」とよばれ，各組織に存在する幹細胞に特異的な環境を作り出しており，そこは，①限局された微小環境であること，②幹細胞が接着または近傍に局在していること，③幹細胞の維持や機能に必須であること，という条件をすべて満たしているとされている．

たとえば，皮膚における幹細胞のニッチとして，毛包幹細胞が存在するバルジ（bulge）が知名であ

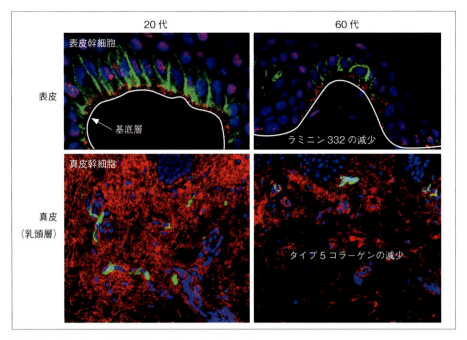

図6　加齢に伴う幹細胞の微小環境（ニッチ）の変化
加齢に伴う表皮および真皮幹細胞のニッチの変化について病理学的手法を用いて観察した．その結果，加齢に伴い，表皮基底膜におけるラミニン332の発現と真皮乳頭層におけるタイプ5コラーゲンの発現の低下がみられた．あわせて，幹細胞（CD271陽性細胞）の減少も確認された（緑：CD271，赤：ラミニン332またはタイプ5コラーゲン，青：核）．

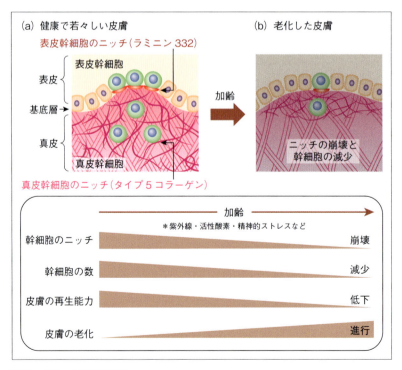

図7　皮膚の老化と幹細胞
加齢に伴い皮膚の幹細胞のニッチが崩壊し，幹細胞が存在できる領域が縮小することで幹細胞の数も減少し，組織全体の再生能力が低下すると考えられた．

8 幹細胞と美容皮膚科学

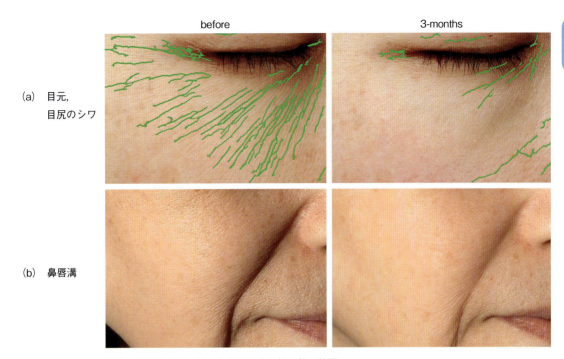

図8　幹細胞をターゲットにした皮膚外用薬の効果
幹細胞を活性化する素材を配合した皮膚外用薬を，3カ月間継続使用した場合の皮膚の変化（a：目元および目尻のシワ，b：鼻唇溝）．

る[5]．バルジには，毛包幹細胞や色素幹細胞が限局しており，お互いに影響しながら毛髪や色素に必要な細胞や構成因子を供給している．しかしながら，表皮や真皮における幹細胞のニッチに関しては，その場所や環境について不明な点が多かった．

そこでわれわれは，表皮と真皮における幹細胞のニッチについて追究した．病理学的解析から，表皮幹細胞は，表皮基底層の波打つ凹凸の頂点（乳頭層の頂上部）に局在しており，かつそこではラミニン332の発現が高いこと，また，真皮幹細胞は，真皮層の上層部である乳頭層の領域に散在しており，そこではタイプ5コラーゲンの発現が高いことが明らかとなった（図5）[6,7]．さらに，これらのニッチは，それぞれの幹細胞が自ら生成し構築していることが示唆された（図5-右グラフ）．あわせて，加齢に伴うこれらニッチの変化についても観察したところ，表皮幹細胞のニッチを構成するラミニン332や真皮幹細胞のニッチを構成するタイプ5コラーゲンの発現が，加齢に伴い顕著に減少していることが確認された（図6）．

これらの結果から，加齢に伴う幹細胞の減少に，ニッチの崩壊が関与している可能性が示唆された．すなわち，加齢によりニッチが崩壊することで，幹細胞の維持が困難となり数が減少していくのではないかと考えられた（図7）．また，このようなニッチの崩壊には，紫外線や活性酸素，また精神的ストレスなどが関与しているデータも得られているが，そのメカニズムなどに関しては，今後さらに詳細な研究が必要である．

3）皮膚の幹細胞をターゲットにした美容への展開

皮膚の美容を考えた場合，皮膚に存在する幹細胞を維持し，永続的に新しい細胞を供給させることが求められる．それには，①幹細胞が存在するニッチを維持する，②幹細胞の数を潤沢に保つ，③新しい細胞への分化を促すという3つのポイントが重要であると考える．

そこでわれわれは，皮膚の幹細胞をターゲットにした美容への展開として，上記3つのポイ

トを念頭に置き，加齢に伴う幹細胞のニッチの崩壊と数の減少を食い止め，新しい細胞を供給する流れをサポートする皮膚外用薬の開発を進めた．まず，幹細胞のニッチ（ラミニン332やタイプ5コラーゲンなど）の発現を高める素材や，幹細胞の増殖や分化を制御する素材の探索を行い，いくつかの有効性素材を発見することができた．さらに，実際にこれらの新規有効性素材を配合した皮膚外用薬（クリーム）の安全性や有効性の検証も進め，皮膚の悩みに対して複合的な改善効果を示すことを確認した（図8）．

幹細胞を起源とする皮膚の再生は，本来われわれのもつ能力であり，これを保つこと，または高めることは皮膚の根本的な美しさに通じるものと考える．いずれにしても，さらなる研究が必要ではあるが，皮膚の幹細胞をターゲットにした美容への展開は，まだまだ広がりをみせる魅力的な領域であると期待している．

おわりに

われわれが夢見た「若返り」は，幹細胞の研究が進展するにつれて現実味を帯びてきた．現在は，医療分野への応用が急速に進められているが，今後はさまざまな分野への応用が期待される．このようななか，われわれは幹細胞こそ美容や健康の分野へイノベーションをもたらす重要な鍵になると確信し，これまで研究を進めてきた．本稿では，そのひとつの応用例として皮膚外用薬への展開について紹介したが，私たちの身体を構成する60兆個の細胞の起源である幹細胞をうまく制御できれば，美容と健康の面においてさまざまな可能性が広がっていくと期待している．

これまでの研究から，幹細胞には組織を根本的に若返らせる能力が秘められていることが明らかになってきた．この能力は，今までの美容と健康で目指してきた究極の能力であり，この革新的な研究は，アイデア次第で私たちの生活をより豊かにしてくれるはずである．それを実現させるためにも，われわれはこの細胞の本質をもっと知り，次世代の美容と健康の技術として開拓していく必要があり，着実に研究を積み重ね，真に役立つ技術へと進化させていくことが望まれる．

本稿は月刊 Visual Dermatology 2013年6月号に掲載したものを単行本用に一部加筆・修正した．

Key words

幹細胞，再生医療，細胞治療，成長因子，化粧品

文献

1) Ramalho-Santos M, Willenbring H: Cell Stem Cell 1: 35, 2007
2) 長谷川靖司: Aesthe Derma 23: 1, 2013
3) Akamatsu H et al: J Dermatol 43: 311, 2016
4) Spradling A, Drummond-Barbosa D, Kai T: Nature 414: 98, 2001
5) Cotsarelis G, Sun TT, Lavker RM: Cell 61: 1329, 1990
6) Hasebe Y et al: J Dermatol Sci 89: 205, 2018
7) Yamada T et al: Mech Ageing Dev 171: 37, 2018

第 2 章

美容皮膚科で用いる皮膚の検査

第2章 美容皮膚科で用いる皮膚の検査

1 皮膚検査の重要性
―ダーモスコピーによる顔面の色素性病変の診断と注意点

岩田 洋平

はじめに

　美容治療に対する患者のニーズは高く，レーザー機器や画像解析機器が次々と開発されてきている．機器を使い分け，良好な治療効果を得るためには正しい診断が大前提である．"シミ"や"あざ"を主訴に受診する患者のなかには，基底細胞癌，悪性黒色腫もある一定の割合で混在している（図1）[1～3]ため，皮膚癌との鑑別はとくに重要であり，不適切な美容治療を避けるためにダーモスコピーを積極的に用いていくことが求められる．

　本稿では，ダーモスコピーの基本と考え方，主な顔面の色素性病変のダーモスコピー所見について述べる．

ダーモスコピーの基本と考え方

1）ダーモスコピーの原理

　通常肉眼では角層で光が乱反射されてしまうが，ダーモスコピーではエコージェルやオイルなどを用いることで，この乱反射を抑え透過性をよくし，表皮～真皮浅層の色調の分布を詳細に認識できるようになる．

2）ダーモスコピーの種類

　ダーモスコピーにはプローブ面を直接病変部に当てる接触型と，偏光を当てることで乱反射を抑える非接触型とよばれる2種類が存在する．接触型では非接触型よりも病変を詳細に観察できる利点があるが，プローブを病変部に押しつけると血管病変が観察しにくくなるという欠点がある．非接触型では，ゼリーが不要であるため日常診療で簡便に用いることができるという利点を有している．このように，悪性の可能性があり，より詳細に病変を評価する必要のある色素性病変には，接触型のダーモスコピーが適している．

3）ダーモスコピーの所見
　―同じ病変でも発生部位によって異なる

　ダーモスコピー所見は，同じ病変であっても発生した体の部位によって見え方が異なってくる．

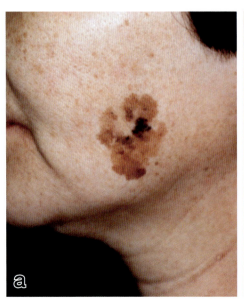
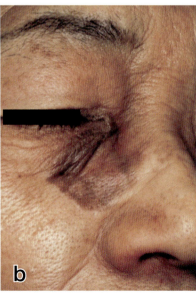

図1　悪性黒子に対する不適切な美容治療例
（a）エステでピーリングを行われていた（文献3より転載）．
（b）レーザー治療が行われていた[2]．

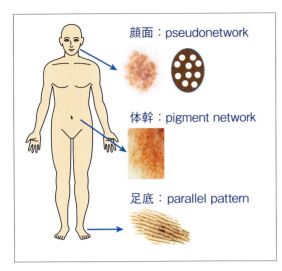

図2 母斑の部位別ダーモスコピー所見の違い
顔面：毛孔部を色素沈着が免れ白く抜け，typical pseudonetwork を呈する．
体幹：網目状の色素沈着（pigment network）を呈する．
足底：皮溝に沿った色素沈着（parallel pattern）が典型的ある．

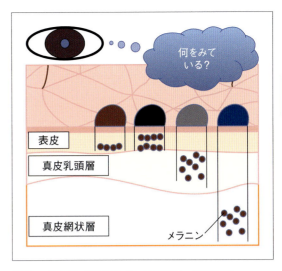

図3 メラニンの局在とダーモスコピーでの色調

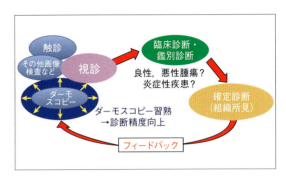

図4 診断過程におけるダーモスコピーの位置づけ

母斑細胞母斑を例にとると，顔面に発生する母斑の大半を占める Miescher 型母斑では，毛孔部を色素沈着が免れる typical pseudonetwork が典型的なダーモスコピー所見である．体幹部では，網目状の色素沈着（regular pigment network）を呈し，足底では皮溝に沿った色素沈着である parallel pattern を呈する．このような各病変において，解剖学的位置における正常構造を理解しておくことが，ダーモスコピーによる所見を評価するうえで必須となる（図2）．

4）メラニン顆粒とダーモスコピー

メラニン顆粒の存在する位置により，ダーモスコピーで観察される色調が変わってくる．表皮基底層に主に存在するメラニン顆粒では，ダーモスコピーでは茶色に，表皮全層性にメラニン顆粒が存在する場合には黒色に，真皮乳頭層にメラニン顆粒が存在する場合には青灰色に，真皮網状層にメラニン顆粒が存在する場合には，青色に観察される（図3）．つまり，実際に観察しているダーモスコピー像から，メラニンの局在や病理組織学的所見を推測しつつ評価することが大切である．

5）診断過程におけるダーモスコピーの位置づけ

われわれ皮膚科医が皮疹を診断していく過程で，ダーモスコピーは臨床診断と鑑別診断の精度向上のための一つのツールであり，ダーモスコピーのみで確定診断できるわけではない．視診・触診・ダーモスコピー・エコーなど，その他の画像所見をふまえて臨床診断と良性，悪性，炎症性疾患を含めて鑑別疾患をあげる．そのうえで，手術や生検を行い病理組織学的所見を確認しフィードバックをくり返すことになる．このダーモスコピー所見と病理組織所見の比較・フィードバックをくり返すことで，少しずつ習熟しダーモスコピーを"読む"力がついてくることとなる（図4）．したがって，診断精度の向上にはダーモスコピーを日常診療に積極的に用いて習熟していく努力を怠らないことが重要である．

顔面の代表的な色素病変

1) 基底細胞癌（図5～7）

基底細胞癌は日常診療でよく遭遇する皮膚癌である．ダーモスコピー所見としては，①arborizing vessels：樹枝状血管，②large blue-gray ovoid nest：大型青灰色卵円形胞巣，③multiple blue-gray globules：多発性青灰色小球，④leaf-like areas：葉状領域，⑤spoke wheel-like structures：車軸様構造，⑥ulceration：潰瘍，が代表的である．

①の樹枝状血管は，基底細胞癌に特徴的な所見であり，日本人で86/117例（73.5％），イタリア人で306/504例（60.7％）に認められる[4,5]．

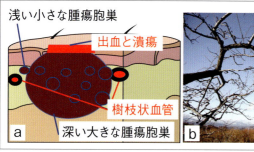
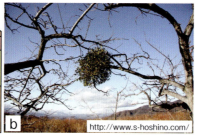

図5 基底細胞癌のダーモスコピーの見え方
（a）基底細胞癌ではさまざまな大きさの局在が異なった腫瘍胞巣と，周囲に拡張した血管を有する．
（b）基底細胞癌のダーモスコピー像を模した写真．中央の葉の集塊を腫瘍胞巣，それを取り囲む枝を樹枝状血管として捉えることができる．

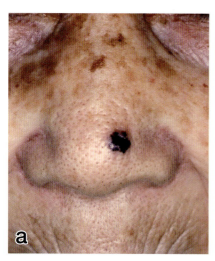
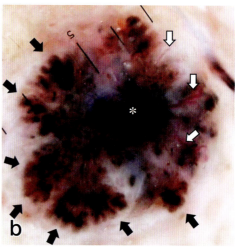

図6 鼻尖部の基底細胞癌
（a）臨床像．
（b）ダーモスコピー像：中央に深在性の腫瘍胞巣（large blue-gray ovoid nest，＊），周囲に浅在性の腫瘍胞巣（leaf-like areas，➡）を認める．樹枝状血管（arborizing vessels，⇨）も伴っている．

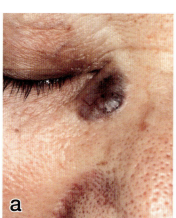
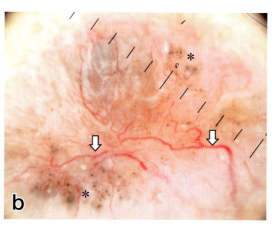

図7 内眼角部の基底細胞癌
（a）臨床像．
（b）ダーモスコピー像：multiple blue-gray globules（＊），樹枝状血管（⇨）を認める．

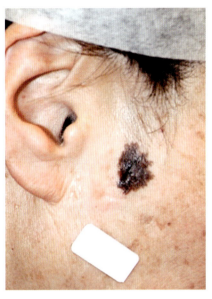
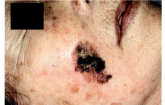
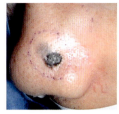
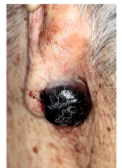
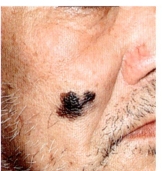

図8　顔面のさまざまな悪性黒子型黒色腫

②〜⑥は，腫瘍胞巣の大きさと局在によってダーモスコピーによる見え方が異なるため名称が異なってくる．すなわち，深在性の大きな胞巣はダーモスコピーでは②大型青灰色卵円形胞巣，深在性の小さい多発する胞巣は③多発性青灰色小球，浅在性の胞巣は④葉状領域や⑤車軸様構造として観察される．胞巣が大きいと，当然二次的に出血や⑥潰瘍を伴うことになる．

2）日光黒子〜早期の脂漏性角化症

　日光黒子や脂漏性角化症は日常診療上よく遭遇する腫瘍である．後述の悪性黒子と鑑別するために，日光黒子や脂漏性角化症の典型的所見をイメージできることが大切である．

　日光黒子では，毛孔部が白色に抜ける typical pseudonetwork が基本になる．病変の辺縁は虫に喰われた葉のようにギザギザになる（moth-eaten border）のが特徴的な所見である．日光黒子から早期の脂漏性角化症になってくると，これらの所見に加えて milia-like cyst や，表面の隆起に伴い brain-like appearance を呈するようになってくる．いずれにしても，日光黒子〜早期の脂漏性角化症では，網目模様の大きさ，形，分布が均一な typical pseudonetwork，虫喰い状のギザギザの辺縁がダーモスコピーによる診断のポ

イントとなる．

3）悪性黒子〜悪性黒子型黒色腫（図8〜11）：　日光黒子か悪性黒子か

　悪性黒子型黒色腫（図8）は顔面にできる悪性腫瘍のうちもっとも注意すべき色素性病変である．視診上，いわゆる ABCDE ルール（asymmetry：不規則性，borderline irregularity：境界不明瞭，color variegation：色調多彩，diameter enlargement：拡大傾向［直径6 mm 以上］，elevation of surface：表面隆起）に合致するものはとくに悪性黒子を念頭に置き，全摘切除・病理組織学的所見の確認が必要である．

　高齢者の顔面に黒褐色斑を認めた場合には，日光黒子か悪性黒子かを鑑別することが非常に重要になる．視診および触診では，日光黒子は比較的境界が明瞭で均一な色調を呈しており，触るとざらざらとした粗糙な感じがする．一方，悪性黒子の場合には，境界不明瞭で色調も不均一なことが多い．しかしながら，視診のみでは両者の鑑別が困難な場合も多い．ダーモスコピーはこの両者の鑑別に有用である（図9）．

　前述のように日光黒子では，毛孔部が白色に抜ける typical pseudonetwork が基本で，病変の辺縁は moth-eaten border が特徴的な所見であ

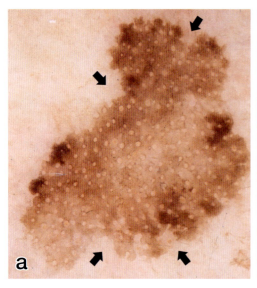 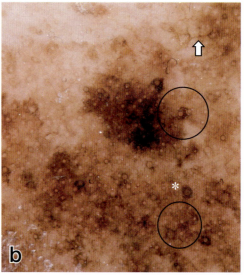

図9 日光黒子と悪性黒子のダーモスコピー像の比較（大原國章先生のご厚意による）
(a) 日光黒子：全体に色調が均一な typical pseudonetwork を呈し，病変の辺縁には moth-eaten border
（➡）が認められる．
(b) 悪性黒子：全体に色調の不均一な atypical pseudonetwork を呈し，asymmetric follicular openings
（＊），short streaks（⇨），rhomboidal structures（○）も認められる．

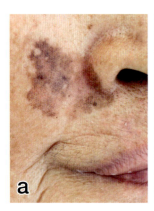 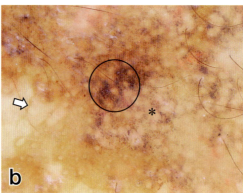

図10 頬部の悪性黒子
(a) 臨床像：色調に濃淡を有し，辺縁不整な色素斑を認める．
(b) 全体に色調の不均一な atypical pseudonetwork を呈し，short streaks（⇨），rhomboidal structures（○），annular-granular pattern（＊）も認められる．

る（図9a）．これに対して悪性黒子のダーモスコピー所見では，色調の不均一な atypical pseudonetwork を呈する．毛孔部を観察すると，毛孔開口部の不均一な色素沈着（asymmetric follicular openings）や short streaks が観察される．病変が進行していくと streaks が伸び，交叉することにより rhomboidal structures（菱形構造）という特徴的な構造や，homogeneous area を形成し，最終的には毛孔部も閉塞（obliterated hair follicle）する．annular-granular structures（環状顆粒状構造）も悪性黒子に特徴的なダーモスコピー所見である（図9b，10，11）[6]．

おわりに

適切な美容治療のためには，正しい診断が大前提である．前述の代表的な顔面の色素性病変のダーモスコピー所見を押さえたうえで多くの病変を観察し，ダーモスコピーに習熟することが重要である．

一方で，ダーモスコピーなどの機器の限界を認識しておくことも重要である．ダーモスコピーのみですべての疾患を診断できるわけではないの

図11 耳後部の悪性黒子
(a) 臨床像.
(b) ダーモスコピー像：全体の色調は不均一で，atypical pseudonetwork を呈している．
(c) rhomboidal structures と homogeneous area を認める．
(d) short streaks を認める．

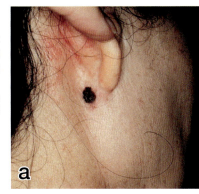
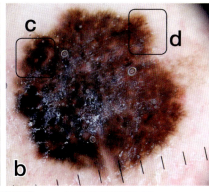
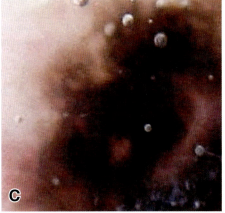
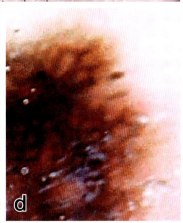

で，ダーモスコピーに固執し「木を見て森を見ず」とはならないよう注意すべきである．同時に，疑念を感じた場合には一度マクロの所見に戻ったり，治療を急がず慎重に経過を観察したい．さらに，皮膚生検や小さな病変では全摘切除し，病理組織学的所見を確認するといった柔軟な対応に留意することが重要である．

◆ 謝辞

貴重なダーモスコピー写真を提供していただいた大原國章先生に深謝いたします．

本稿は Visual Dermatology 2013 年 6 月に掲載したものを単行本用に一部加筆，修正した．

Key words

美容治療，悪性黒子，ダーモスコピー

文献

1) 岩田洋平, 臼田俊和：皮膚臨床 49: 299, 2007
2) 秋田浩孝：MB Derma 165: 59, 2010
3) 臼田俊和：MB Derma 3: 57, 1997
4) Sakakibara A et al: J Dermatol 37: 316, 2010
5) Micantonio T et al: J Eur Acad Dermatol Venereol 25: 358, 2011
6) Scope A et al: Atlas of Dermoscopy, 2nd ed. Informa Healthcare, London, p.223, 2012

第2章 美容皮膚科で用いる皮膚の検査

2 シミに有効な検査

舛田 勇二

はじめに

顔面のシミの治療は美容皮膚領域のなかでもっともニーズが高く，多種の治療法が開発されてきている．とくにレーザーや Intense Pulsed Light (IPL) などによる光線治療は 1990 年代から急速に発展し，シミの治療を手軽で身近なものとした．しかし，その治療効果について客観的に数値化することは困難で，治療効果の認識の差が患者とのトラブルの一要因となっている．シミの状態を機器により計測することで，治療の効果を客観的な数値で評価することが可能となり，患者を納得させられる説明が容易になる．また，その効果を解析することで，より有効な治療法の開発にも結びつく．

本項では美容医療の現場で活用可能な，シミの計測に有用な機器について述べる．

肌色およびメラニンの計測法

◆ 測色計による肌色計測

肌色の計測には分光測色計が用いられる．分光光度計を用いて，可視光領域での各波長における光の反射率である分光反射率スペクトルを計測する．分光反射スペクトルはそのままでは色の表記・定量法としては利用しづらいために，国際照明委員会（CIE）で規定されたさまざまな表色系に変換し，使用されている．香粧品関係や皮膚科の領域で色素沈着の定量に今のところもっともよく使用されているのは，L*a*b* 表色系である．コニカミノルタ製の CM-700d はそのコンパクトさや信頼性から現在，美容医療の現場で標準的に用いられている機器である（図1）．

L*a*b* 表色系を用いて 1.75 MED（minimal erythema dose）の紫外線を照射した皮膚での計測結果を図2に示す[1]．赤みの強さを表す a* は紫外線照射の翌日に上昇が観察され，徐々に減少し 14 日後では照射前と同程度の値を示す．一方，明るさを表す L* は紫外線照射の翌日から急激な低下を示し，多少の上下はあるものの同程度の低下を示す．しかし，目視では紫外線照射翌日の時点では皮膚にかなり強い炎症はあるものの，明確な色素沈着の徴候は観察されない．すなわち，炎症がある場合に L* は低く観測されることを意味している．

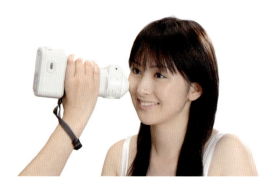

図1 分光測色計（コニカミノルタ製 CM-700d）

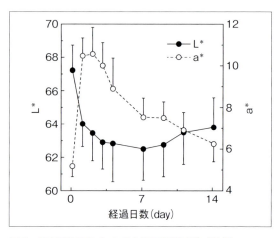

図2 紫外線照射した皮膚の経日計測結果（測色）
測定部位：上腕内側部，n=5，mean ± se
（文献1をもとに作図）

◆ 測色計によるメラニン計測

　シミの評価においてもっとも重要な計測のターゲットは，皮膚のメラニン量である．皮膚の色は表皮のメラニン，真皮の表皮直下血管網のヘモグロビンの量で決定される．そのため，皮膚の反射スペクトルから，皮膚のメラニンとヘモグロビンの量を算出する方法がいくつか提案されている[1〜3]．これらの方法ではメラニンおよびヘモグロビンの吸収特性から吸光分光光度計の原理として知られるLambert-Beerの法則を用いてその量を推定する．

　CM-700d用の肌解析ソフトウェアCM-SAを用いて皮膚の反射スペクトルから先の紫外線照射後の皮膚の変化を計測した結果を図3に示す[1]．紫外線を照射した皮膚での計測においてL*は照射翌日の炎症が強い時期では極端な数値の低下がみられたが（図2），メラニン量による計測結果では照射翌日は黒化の途中であることが観察され，目視の結果とよく対応している．つまり，メラニン量の計測は，皮膚の炎症の影響を受けにくいことがわかる．

◆ Mexameterによるメラニン計測

　同様の考え方で皮膚のメラニン量を計測する機器であるC＋K社製のMexameter®（図4）について説明する．Mexameterでは568，660，870 nmの3波長での皮膚の反射率を計測しており，Dawnsonら[2]やKolliasら[3]の提案する方法に基づき660，870 nmの結果からメラニンを，568，660 nmの結果からヘモグロビンの量を推定している．

　Mexameterは測定プローブが非常にコンパクトで操作性が抜群に優れており，美容医療の現場においてもっとも簡便にメラニン量の計測が可能な機器である．測定面積についてもΦ5 mmとかなり小さく，ある程度の大きさの日光黒子であれば計測が可能である．

　図5にMexameter MX-16を用いて紫外線照射後の肌を計測した結果を示す[1]．紫外線を照射した翌日の炎症が強い時期ではメラニン量を表す

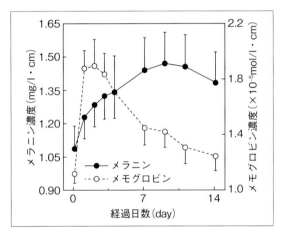

図3　紫外線照射した皮膚の経日計測結果（色素成分）
測定部位：上腕内側部，n=5，mean ± se
（文献1をもとに作図）

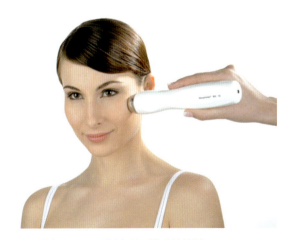

図4　Mexameter MX-18（C+K社製）

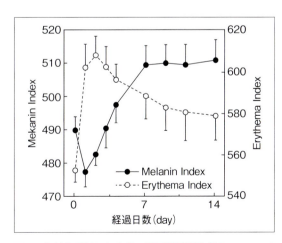

図5　紫外線照射した皮膚の経日計測結果（Mexameter）
測定部位：上腕内側部，n=5，mean ± se
（文献1をもとに作図）

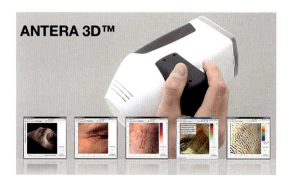

図6 ANTERA 3D（ミラベックス社製 皮膚分析器）

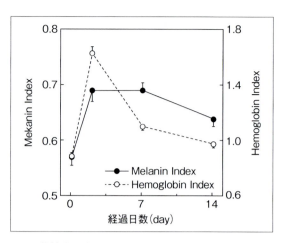

図7 紫外線照射した皮膚の経日計測結果（ANTERA 3D）
測定部位：背中，n=30，mean ± se
（文献4をもとに作図）

Melanin Index に極端な低下がみられる．これは Mexameter ではヘモグロビンのメラニン計測への影響を完全に分離できていないことを示している．Mexameter では炎症の強い状態での測定において Melanin Index が低めの表示されることを，臨床現場で使用の際には頭に入れておく必要がある．

ANTERA 3D によるメラニン分析

先に紹介した2つの機器はスポットで計測する機器であるが，ミラベックス社の ANTERA 3D™（図6）は画像からシミを分析する2011年11月に上市された比較的新しい機器である．ANTERA 3D は7色の LED にて照明された皮膚の画像から，メラニンおよびヘモグロビン濃度の画像の表示と数値の算出を行うことができる．その詳しい原理は公開されてはいないが，先に示した肌解析ソフトウェアや Mexameter と同様な原理であると推察される．

図7に Matias ら[4] の報告した紫外線照射後の肌の計測結果を示す．紫外線照射2日後の測定で，メラニン指数がかなりの高値を示すことから，ANTERA 3D では Mexameter とは逆に，炎症の強い皮膚で高めの値を示すことが推察される．

ANTERA 3D は，メラニンおよびヘモグロビン濃度のみではなく，測色値 L*a*b* の画像化と数値化が可能である．ANTERA 3D では画像で計測を行うために，そばかす様の小さなシミについても可視化および計測が可能であり，また，同時に皮膚表面の 3D 測定によるシワ解析も可能であるため，美容医療の臨床現場での活用の範囲はかなり大きいと思われる．機械の発売から日が浅く Mexameter に比べて参考論文の数は少ないが，今後活用が広がると予想される．

紫外線写真

紫外線写真は，シミを感度よく確認できるに留まらず，まだ可視化されていないシミまで可視化できる写真として以前から知られており，肝斑の判定や skin rejuvenation 治療の評価に有効であることが報告されている[5, 6]．撮影方法は紫外線そのものを撮影する方法（直接法）と紫外線による蛍光を撮影する方法（間接法）がある．紫外線によって発生する蛍光を捉えることによって紫外線の存在を捉える間接法は，紫外線そのものを撮影する直説法よりも簡便であるが，ここではシミの観察に適した紫外線そのものを撮影する直接法について述べる．

図8は360 nm 付近の紫外線にて撮影した写真である．紫外線写真は紫外線ストロボにて対象物を照明し，カメラレンズに紫外線のみを通すフィルターをつけて撮影を行う．一般のデジタル

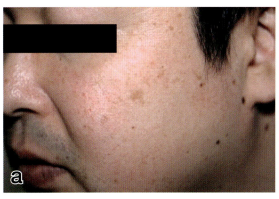
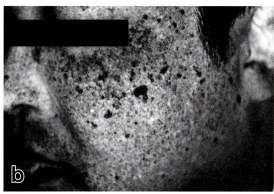

図8 40歳, 男性. 紫外線写真（直説法）
(a) カラー写真
(b) 紫外線写真（360 nm）

カメラを使用する場合，カメラの撮像素子自体は近紫外線の感度を有するが，撮像素子前のフィルターにて紫外線がカットされるため，カメラの紫外線カットフィルターを除去する改造が必要である．そのため，紫外線を透過するレンズを用意する必要がある．撮影時の留意点として，紫外線が非可視であることから焦点を合わせるために，あらかじめトライアンドエラーにてピント調整を行うことが必要である．また，紫外線写真では肌表面のてかりが強調されるので，観察しやすい写真を撮影するためには偏光フィルターによる表面反射の除去が有効である．

上記に示すように紫外線写真の撮影は，シミの観察に非常に有益であるものの，臨床現場で使用するためには装置の調達，撮影にかなりの労力が必要である．以前は撮影装置が米国のキャンフィールド社から市販されていたが，現在は販売されていないため，機器メーカーによる臨床現場で簡便に撮影可能な装置の発売を切に願う．

おわりに

皮膚のメラニンやヘモグロビン濃度を直接数値化できる機器は，シミ改善の効果を確認するうえで非常に有用である．しかし，その算出方法は規格化され統一されたものではなく，各研究者およびメーカーで異なっている．また，現状ではこれらの機器は正常皮膚色や表在性色素沈着，紅斑の定量には適しているが，真皮の光学的性質が影響してくる深在性のメラニン沈着や皮下出血などの解析には問題があるため，使用する際にはその機器の測定原理をよく理解して使用する必要がある．

Key words

シミ，メラニン，測色計，ANTERA，紫外線撮影

参考文献

1) Masuda Y et al: Skin Res Technol 15: 224, 2009
2) Dawson JB et al: Phys Med Biol 25: 695, 1980
3) Kollias N, Baqer AH: Photodermatol 5: 53, 1988
4) Matias A R et al: Skin Res Technol 21: 346, 2015
5) Fulton JE Jr et al: Dermatol Surg 23: 163, 1997
6) 根岸 圭ほか：日美外報 25: 108, 2003

3 シワ治療判定に有用な検査

菊地 克子

はじめに〜シワの成因と分類〜

シワは自然老化ならびに光老化に伴い出現する老徴のひとつであるため,シワの改善や予防は,美容皮膚科を受診する患者ばかりでなく美容を気にする中高年以降すべての人の望みである.

シワはその大きさにより,小ジワ(浅いシワ),大ジワ(深いシワ),光老化で生じるシワに大別できる[1]. 小ジワは,表皮シートの凹凸が戻らなくなったもの,大ジワはいわゆる表情ジワで真皮網状層の膠原線維の疎な部分に表皮が折れ込んで陥凹して生じるもの,光老化で生じるシワは光老化により真皮に光線性弾性線維症が生じ皮膚全体がゴム板状に厚ぼったくなるために無理に曲げると段ボールを折り曲げたように生じる深いシワである[1]. 小ジワ(浅いシワ)は,低湿度環境に対象者を置くと角層水分含有量ならびに柔軟性が低下してが増加するなど,角層の保湿状態によっても影響を受ける[2].

シワ評価法

抗シワ効能を訴求するためには,効能効果が科学的かつ信頼性の高い評価法によって抗シワ作用の評価された製品である必要があるとして,日本香粧品学会の抗老化機能評価専門員会によって,新規効能取得のための抗シワ製品評価ガイドラインが策定された[3].

顔面のシワは,湿度など対象者をとりまく環境条件によって異なり,また対象者側の条件としては,対象者の表情,姿勢(臥位であるか座位であるか)や,眼の周囲であれば開眼しているか閉眼しているかによっても違いが生じるため,シワの評価の際には,対象者をおく室内環境(室温,湿度)を一定にして対象者は常に同じ姿勢にする必要がある.

抗シワ製品評価ガイドラインでは,①測定環境(温度,湿度,照明)について一定条件を備える部屋を使用し,試験期間中はその条件を変えない. 温度は,20〜22℃,湿度は50±5%が望ましい. ②試験に際しては入室時にメイクアップ等の影響を避けるために試験期間中同一の洗顔料にて洗顔を行い,最低15分間環境に馴化させた後に各種の測定を行う. ③測定時の姿勢や体位等は試験開始時および各測定ポイントにおいて一定にそろえるようにする. 測定時刻も極力同一とする,としている[3].

シワの目視検査

抗シワ製品評価ガイドラインにおいて,シワの目視評価は,外眼角から線状に走る溝である目尻のシワ(いわゆるカラスの足跡)を評価対象としている. 皮膚科専門医あるいは皮膚科専門医と同等の臨床経験を有する皮膚科医またはこれら医師の管理下で trained expert(シワの評価に熟練した研究者)が行うこととしている. 対象者を直接診察してスコア付けするか,シワ写真撮影ガイドライン[3]に則り撮影された写真をグレード0からグレード7(下に記す)までの8枚のシワグレード標準写真(図1)を基にシワのグレード評価を行う.

グレード0:シワはない,グレード1:不明瞭な浅いシワがわずかに認められる,グレード2:明瞭な浅いシワがわずかに認められる,グレード3:明瞭な浅いシワが認められる,グレード4:明瞭な浅いシワの中に,やや深いシワがわずかに認められる,グレード5:やや深いシワが認められる,グレード6:明瞭な深いシワが認められる,グレード7:著しく深いシワが認められる.

なお,各グレードの標準写真に当てはまらない場合は,その中間値(1/2)あるいは1/4値のス

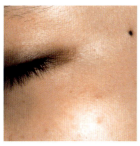 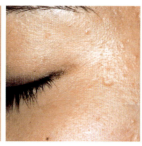 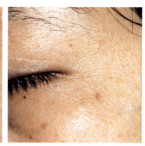 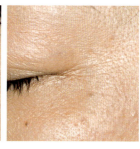

グレード0
・シワは無い

グレード1
・不明瞭な浅いシワが僅かに認められる

グレード2
・明瞭な浅いシワが僅かに認められる

グレード3
・明瞭な浅いシワが認められる

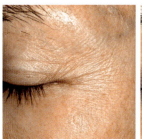 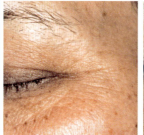 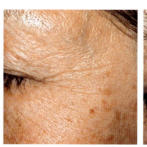 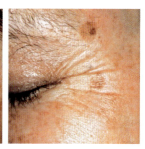

グレード4
・明瞭な浅いシワの中に，やや深いシワが僅かに認められる

グレード5
・やや深いシワが認められる

グレード6
・明瞭な深いシワが認められる

グレード7
・著しく深いシワが認められる

図1 シワグレード標準画像[3]（日本香粧品学会転載許諾済）

コアの導入も可とされ，たとえば3.5や3.75のようにスコア付けされる．小ジワ（浅いシワ）はグレード1から3に，いわゆる表情ジワである大ジワ（深いシワ）はグレード4以上に相当し，そのなかで日焼けジワ（光老化で生じるシワ）が合併すると，よりグレードの高いところに評価されると考えられる．

機器を用いた検査

(1) シワの解析方法（抗シワ製品評価ガイドライン）

抗シワ製品評価ガイドラインにおいて，機器を用いた解析方法には，①レプリカによる斜光照明を用いた二次元画像解析法，②レプリカによる三次元解析法，③ *in vivo*（直接法）による三次元解析法の3つの方法が選定されている．レプリカとは，シリコンなどの素材で皮表の鋳型をつくったものである．SILFLO (Flexico, England)，EXAFINE（GC社，日本）等が推奨される[3]．レプリカの採取の際にも，シワ評価時に望ましい一定環境下において行う．目尻のシワを解析する場合，眼の際から約5 mm離れた目尻部位から10 × 10 mm以上の範囲で採取するとしている．いずれかの方法を用いて，シワを計測しシワ解析パラメータを算出する[3]．

レプリカによる斜光照明を用いた二次元画像解析法では，採取されたレプリカを20〜30度の一定角度で光を投影し，シワによって影が形成された光投映像をCCDカメラ等によりPCに取り込み，取得された画像を画像ソフトを用いて画像解析する．光投映像を二値化し，シワ解析パラメータを算出するが，パラメータには，シワ面積率（シワに由来する影の解析面積に占める割合），シワの深さ $(s/l) \times \tan\theta$ （s：シワに由来する影の面積，l：影の長さ，θ：投影光の角度）などがある．レプリカによる三次元解析法には，レーザーフォーカス変位計を用いた三次元測定法，光切断

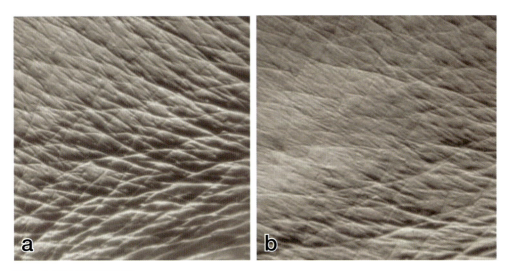

図2 レプリカの光投影像
(a) レチノール配合化粧品使用前
(b) 使用開始16週後

法を用いた三次元測定法，格子パターン投影法を用いた三次元測定法（ドイツGFM社製PRIMOS®などによる）がある．PRIMOS®など市販器は，in vivoによる三次元解析法でのシワ解析にも用いられる．詳しくは，新規効能取得のための抗シワ製品評価ガイドラインの附則2「シワ測定法ガイドライン」を参照されたい．

図2にレチノール配合化粧品を使用する前と使用開始16週後に下眼瞼から目尻にかけての皮膚から採取したレプリカを示す．レプリカは斜光照明され，シワによって影が形成されている．これらの光投影像をPCに取り込み，2値化後，画像解析することにより客観的なシワ解析パラメータを得ることができる．

(2) 顔面画像撮影解析装置による評価

レプリカの解析システムを皮膚科医が新たに構築することは困難であり，またPRIMOS®等の専用器はかなり高額であるため，皮膚科医が単独で前述の機器測定を行うことはむずかしい．市販されている顔面画像撮影解析装置（アメリカCanfield社製VISIA® Evolution，エムエムアンドニーク社製ロボスキンアナライザーなど）を用いると，同じ光源を用いて顔面の写真を治療の前後でも同じ位置・角度で撮影することができ，また撮影された画像を用いてシワや色素斑（シミ），毛穴などのパラメータを画像解析することができ，一般的な美容皮膚科診療では便利である．ロボスキンアナライザーでは，眼下のシワならびに目尻のシワの画像解析が可能であり，VISIA Evolutionでは，任意の解析範囲（region of interest：ROI）を設定して，その範囲内でのシワなどのパラメータを算出する．顔面画像撮影解析装置では，顔面の位置が一定になるように設計されているが，治療前後での比較を行う際は，治療前の画像と顔の向きや角度（上下，左右方向）が極力同じになるように対象者の顔面の位置を決め，閉眼・開眼の条件も同一にすることが必要である．その他，測定環境，洗顔後の馴化時間などの条件も同一にする．

図3にレチノール配合化粧品を使用する前と使用開始8週後のVISIA Evolutionで撮影した左眼から頬部にかけての画像を示す．線で囲んだ解析範囲にて，治療の前（a，b）後（c，d）でしわスコアが15.367から10.767に減少している．この画像解析では，ある一定以上の大きさのシワであれば，その深さの程度にかかわらず1本の線として認識されるため，かなり深いシワが改善した場合の解析が困難と思われる．

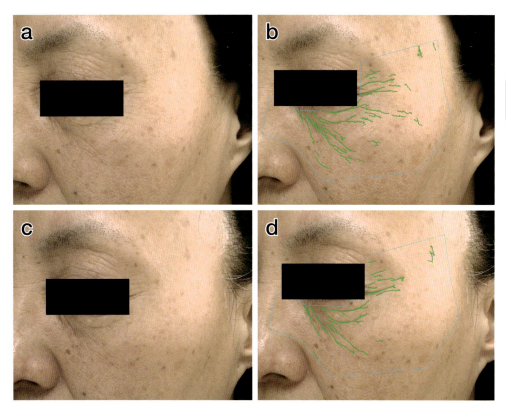

図3 VISIA® Evolution で撮影された画像（一部）
(a) レチノール配合化粧品使用前
(b) レチノール配合化粧品使用前のシワ解析画像（しわスコア：15.367, 特徴の個数：25, パーセンタイル：10%）
(c) レチノール配合化粧品使用8週後
(d) レチノール配合化粧品使用8週後のシワ解析画像（しわスコア：10.767, 特徴の個数：18, パーセンタイル：40%）．

評価法の実際

(1) 診療の場面で

　美容皮膚科においてのシワ治療には，トレチノイン（レチノイン酸）などの外用治療，機器による治療，A型ボツリヌス毒素注射による治療などがあげられる．

　個々の対象者での治療効果判定には，目視評価あるいは顔面画像撮影解析装置による評価を行うことが多いと思われる．保湿やトレチノイン（レチノイン酸）などでの外用治療でシワ治療を行う場合，小ジワはよくなるものの，いわゆる表情ジワである大ジワの改善は得られにくい．大ジワを有する人が対象者である場合は，目視評価のグレードは下がりにくい．顔面画像撮影解析装置では，線条の長さならびに本数から製造会社独自のアルゴリズムにより連続変数としてのシワ解析変数が得られるため，これらの客観的解析を同時に行うとよい．A型ボツリヌス毒素注射による治療では，大ジワの改善が想定されるため，目視評価でも一定の評価ができる可能性があるものの，やはり顔面画像撮影解析装置でのシワ解析も合わせて行ったほうがよい．

(2) 臨床試験

　臨床研究などを行う場合は，より多くのシワ解析パラメータの得られるレプリカや *in vivo* の機器を用いた定量的解析評価まで行う．試験対象製品が医薬部外品で，「シワを改善する」効能表現

を得るためには，試験期間は 2 カ月以上，有効成分配合製剤と有効成分を抜いたプラセボとの二重遮蔽比較で，目視評価あるいは写真評価および機器評価の"両方で"シワ改善の変化に有意差が確認できること，試験製品が化粧品で，「乾燥によるシワを目立たなくする」効能表現を得るためには，試験期間は 2 週間以上，塗布群と無塗布群での比較試験（評価者に塗布・無塗布がわからないようにする）で，目視評価あるいは写真評価，機器評価の"いずれかで"シワ改善の変化に有意差が確認できることとしている[3]．

Key words

シワグレード，機器解析

文献

1) 今山修平：日皮会誌 126: 2069, 2016
2) Hara Y, Hirao T, Iwai I: Int J Cosmet Sci 39: 66, 2017
3) 抗老化機能評価専門委員会：日香粧品誌 30: 316, 2006

4 化粧品（医薬部外品を含む）の アレルギー検査

鈴木　加余子

はじめに

　医薬品医療機器等法（旧薬事法）によると，化粧品とは，「人の身体を清潔にし，美化し，魅力を増し，容貌を変え，又は皮膚若しくは毛髪をすこやかに保つために，身体に塗擦，散布その他これらに類似方法で使用されることが目的とされている物で，人体に対する作用が緩和なものをいう」と定義されている．また，日本独自の分類で，化粧品よりは優れた効能を有する成分が配合されているものを医薬部外品といい，同じく医薬品医療機器等法により「人体に対する作用が緩和なものであって，機械器具でないもの，厚生労働大臣の指定するもの」と定義されている．医薬部外品として認められる効能は現在56項目にわたっている．

　しかし，このような化粧品・医薬部外品の使用によって皮膚が赤くなる，ヒリヒリする，かさつくなどの接触皮膚炎を生じることがある．接触皮膚炎には，刺激性接触皮膚炎，アレルギー性接触皮膚炎，光毒性接触皮膚炎，光アレルギー性接触皮膚炎があるが，本項では，化粧品・医薬部外品によりアレルギー性接触皮膚炎または光アレルギー性接触皮膚炎を生じた場合の検査方法について述べる．

　なお，詳細については，文末の文献を参考にしていただきたい．

皮膚テストを施行する前の確認事項

　アレルギー性・光アレルギー性接触皮膚炎の検査を施行する場合には下記のことに留意し，確認することが重要である．

　①内服薬：プレドニゾロンについては低用量であれば内服していてもアレルギー反応は抑制しないとされているが，ステロイド薬を内服している状態でパッチテストを施行して偽陽性反応を認めた場合には，再度パッチテストを施行して，確認することが推奨される．抗アレルギー薬については，当科ではパッチテストの場合にも，中止することなく行っている．

　②ステロイド外用薬：ステロイド外用薬を貼布部位に塗布している場合には，1週間程度の外用中止が必要である．貼布部位以外のステロイド外用薬は継続してよい．

　③紫外線の影響：紫外線照射はアレルギー反応を抑制する可能性があるため，貼布部位に日焼けをした場合には4週間以上後に貼布を予定する．

　④妊娠・授乳：妊娠や授乳中のパッチテストについては安全性が確立されておらず，一般的には行わない．

皮膚テストの種類

　患者が使用している製品の検査をする場合には，その製品の種類によって，皮膚テストの方法を適切に選択しないと刺激反応が生じて診断を誤ったり，検査による感作を招くことがある．したがって，下記のような検査方法を念頭に置いて，検査する製品によって適切な検査方法を選択する．検査方法はひとつだけで終了するとは限らず，たとえば「クローズドパッチテストを施行した結果弱陽性であり，確認のためにROAT（repeated open application test）を行う」というように，必要時には複数の検査を順番に行うこともある．

　①オープンテスト：製品をそのまま（as is）または稀釈したものを，皮膚に塗布し，乾燥させて反応を確認する．塗布部位は閉鎖しない．塗布部位は，上背部または前腕屈側で，直径2 cmくらいの円形を目安に塗布する．20分後に即時型反応を確認し，以後は通常のクローズドパッチテストと同様に48時間後，72時間（または96時間）後，1週間後に判定を行う．

表 1 ICDRG 判定基準

	所見	判定
−	no reaction	negative reaction
?+	faint macular erythema only	doubtful reaction
+	erythema, infiltration, possibly papule	weak (non-vesicular) reaction
++	erythema, infiltration, papules, vesicles	strong (vesicular) reaction
+++	bullous reaction	extreme positive reaction
IR	wrinkling erythema, papules in follicular distribution, petechia, pustules, necrosis	irritant reaction of different types

②セミオープンテスト：少量を直径 2 cm 程度の範囲に塗布する．十分乾燥（5～10 分程度）させて接触蕁麻疹の反応の有無を確認し，その後透過性のあるテープで被覆する．

テープは通常のパッチテストと同様に 48 時間後に除去して判定し，72 時間（または 96 時間）後，1 週間後に判定を行う．

持参した製品のうち，刺激性が疑われる製品で，かつオープンテスト陰性のものに対して行う．

③クローズドパッチテスト：検査試料を検査用ユニットに少量載せて，背部（または上腕外側）に 48 時間閉鎖貼布する．48 時間後にユニットを除去して判定し，72 時間（または 96 時間）後，1 週間後に判定を行う．

④光パッチテスト：光パッチテストを行う場合には，同じものを 2 セット準備し背部に貼布する．1～2 日貼布後に 1 セットを除去して UVA 5 J/cm^2 を照射し，遮光する．翌日以降に UVA 照射側と非照射側の反応を比較し，判定する．

⑤ROAT：前腕屈側の肘窩に近い部分に 1 日 2 回，3×3 cm の範囲で毎日塗布する．塗布部位に湿疹反応が生じたら中止し，そうでない場合には 1 週間継続して塗布部位の反応をみる．ROAT を 1 週間施行して陰性でも原因として否定するものではないため，原因として疑わしい製品の場合には，3～4 週間継続してもよい．

皮膚テストを施行する部位

皮膚の反応性は部位により異なり，背部がもっともよく反応し，次いで上腕，前腕と，前腕がもっとも反応性が悪いことが報告されている．つまり，オープンテスト，セミオープンテスト，パッチテストを施行する際に，検査材料を貼布するのにもっとも適切な部位は背部である．貼布部位が足りなければ，上腕外側や大腿前面でもよいとされている．ROAT は前述したように通常前腕屈側で行う．

パッチテストユニット

パッチテストを施行する際のユニットはさまざまなものが販売されているが，国内で入手可能なユニットは鳥居薬品のパッチテスター「トリイ」のみである．

海外で販売されているユニットとしては，SmartPractice 社の Finn Chamber® on Scanpor® tape，Chemotechnique Diagnostics の the original IQchamber, IQ Ultra™, IQ Ultimate™, HAL allergenen LAB の Haye's Test Chamber などがある．

判定基準および判定時間

オープンテスト，セミオープンテスト，クローズドパッチテスト，光パッチテストはそれぞれの部位を The International Contact Dermatitis Research Group（ICDRG）の判定基準（表 1）に従って判定する．オープンテストで 20 分後判定時に＋以上を呈した場合には，接触蕁麻疹の原因と考える．セミオープンテスト，クローズドパッチテスト，光パッチテストはそれぞれ 72 時間（または 96 時間）後，1 週間後の判定時に ICDRG 基

4 化粧品（医薬部外品を含む）のアレルギー検査

表2 光パッチテスト判定

パッチテスト	光パッチテスト	判定
−	−	陰性
−	＋	光アレルギー性接触皮膚炎
＋	＋	アレルギー性接触皮膚炎

準（表1）で＋以上の場合を陽性と判断する．

　光パッチテストの場合には，貼布した2セットの試薬のうち，UVA照射側の試薬のみに＋以上の反応を呈した場合には，光アレルギー性接触皮膚炎と診断する（表2）．判定の際には，＋，＋＋，＋＋＋のいずれの反応かということは重要ではなく，＋以上はアレルギー反応である．ただし，＋と判定する場合には貼布部位全体に浸潤を伴う紅斑を生じていることが必須である．すなわち，紅色丘疹を複数認めるが，貼布部位全体には浸潤を伴う紅斑が生じていない場合は？＋であり，＋ではない．

　判定は，一般的には48時間（D2）後，72時間（D3）または96時間（D4）後判定，1週間後判定で終了とされているが，可能な限り1ヵ月後にも貼布部位を確認することが望ましい．

患者が持参した製品と皮膚テストの選択

　患者が持参した製品は，下記のような分類で貼布する．臨床的に紫外線の関与が強く疑われる場合には，それぞれの製品において先に述べた光パッチテストを考慮する．とくにサンスクリーン剤に使用されている紫外線吸収剤は光アレルギー性接触皮膚炎を生じる成分が多く，サンスクリーン剤による接触皮膚炎の場合には，光パッチテストを施行することが適切である．

①洗い流すタイプの製品

　例：シャンプー，リンス，トリートメント，ボディソープ，洗顔料など．

　これらは1％水溶液に稀釈して，ろ紙にしみこませ，ユニットに載せてクローズドパッチテスト施行する．水溶液に稀釈する際の溶媒は水道水でよい．

②粉状ではない洗い流さないタイプの化粧品・医薬部外品

　例：化粧水，乳液，美容液，クリーム，化粧下地，パック，日焼け止め製品，口紅，整髪料，育毛剤など．

　これらはそのまま（as is）ユニットに載せてクローズドパッチテスト施行する．

③粉状の洗い流さないタイプの化粧品・医薬部外品

　例：パウダーファンデーション，おしろい，アイシャドウ，アイブロウ，頬紅など．

　これらは，ワセリンで30％程度に混ぜてユニットに載せるか，ろ紙に粉をこすりつけてユニットに載せてクローズドパッチテストをする．症例1は頬紅による接触皮膚炎の症例である（図1）[1]．

④揮発性・刺激性がある化粧品・医薬部外品

　例：染毛剤，パーマ剤，ヘアマニキュア，爪マニキュア，ジェルネイル，スプレー，アイライン，マスカラ，二重瞼用接着剤，つけまつげ用接着剤など．

　これらは，そのまま（as is）でオープンテストを施行する．オープンテストで陰性の場合には，セミオープンテストを施行してもよい．

パッチテストパネル®（S）の貼布

　化粧品による接触皮膚炎を生じていても，原因成分の製品配合濃度が低いために製品のパッチテストでは陽性反応を惹起できないことがある．パッチテストを施行する際に，日本人における陽性頻度が高い試薬を22種選択してセットにしたパッチテストパネル®（S）（佐藤製薬）をともに貼布すると，原因確定に有用である．

　症例2は，持参した製品はすべて陰性であったが，パッチテストパネル®（S）で陽性だったパラ

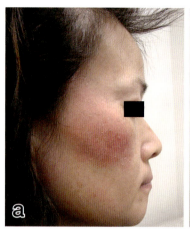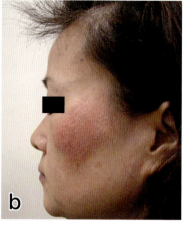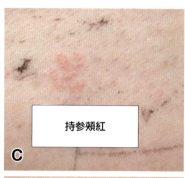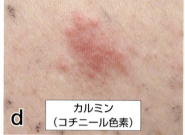

図1　症例1：52歳，女性（文献1より転載）
（a, b）初診半年前に両頬部に皮疹が出現したため，近医を受診し，リドメックス®軟膏を処方したが軽快しないため，当科を受診した．
（c, d）パッチテストでは持参した頬紅に陽性反応を認め，その成分パッチテストでは，カルミンという赤色色素に陽性であった．

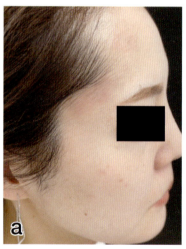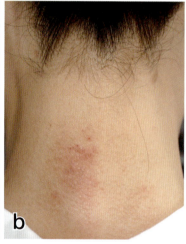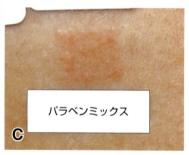

図2　症例2：32歳，女性
（a, b）3カ月前からくり返し生じる顔面，頸部の痒みを伴う紅斑を主訴に受診．
（c）パッチテストでは持参された製品はすべて陰性であったが，パッチテストパネル®（S）のパラベンミックスに陽性であった．使用していた化粧水2種，洗い流さないタイプのヘアトリートメントにパラベンが配合されていたことから，これらの製品を中止したところ，症状は軽快した．

ベン含有の化粧品を中止することにより顔面の症状が軽快した症例である（図2）．

患者への説明と同意

　パッチテストはアレルギー性接触皮膚炎の原因を確定する有用な検査方法である．しかしながら，パッチテストで陽性反応が惹起された場合には，貼布部位に痒みを伴う紅斑・丘疹・水疱が生じたり，炎症後の色素沈着が生じることがあること，また，低い頻度ながらパッチテストによる感作のリスクがあることなどを患者に説明し，検査に対する同意を得ておく必要がある．

注意点

● 化粧品・医薬部外品の製品では稀ではあるが，pH4 未満および pH9 以上のものは化学熱傷を生じるため，皮膚に塗布または貼布しない．
● 化粧品・医薬部外品によるアレルギー性接触皮膚炎を生じていても，原因化学物質の配合濃度が低いと，製品のクローズドパッチテストで陽性反応が惹起できないことがあるため，パッチテストが陰性であっても原因製品の可能性が高い場合には，積極的に ROAT を行う．

さいごに

近年，日本において，加水分解コムギ末配合の石鹸使用により小麦アレルギーを発症した事例や，化粧品に配合された美白成分により脱色素斑を生じた事例といった，多数の消費者が化粧品・医薬部外品による健康被害を受ける事例が発生し，大きな社会問題となった．

2016 年に設立された NPO 法人 SSCI-Net（皮膚安全性症例情報ネット http://info.sscinet.or.jp/idea.html）は，臨床医がおのおのの現場で経験した接触皮膚炎症例を登録することにより，国民の皮膚健康被害を早期に発見し，それを最小化することを目的としている．先生方が化粧品・医薬部外品により生じたアレルギー症例を経験された場合には，SSCI-Net にご登録いただければ幸いである．

Key words

アレルギー性接触皮膚炎，パッチテスト，方法

引用・参考文献

1) Suzuki K et al: Dermatitis 22: 348, 2011
2) 日本皮膚科学会接触皮膚炎診療ガイドライン委員会：接触皮膚炎ガイドライン．日皮会雑誌 119: 1757-1793, 2009
3) Lachapell JM, Maibach HI: Patch testing and Prick testing 3rd ed, Springer, Berlin Heidelberg, 2012
4) Rietschel RL, Fowler JF: Fisher's Contact Dermatitis 6th, BC Decker inc., Ontario, 2008
5) Frosch PJ, Lepoittevin J-P, Johansen JD: Contact Dermatitis 5th ed, Springer, Berlin Heidelberg, 2011
6) Johansen JD et al: Contact Dermatitis 73: 195, 2015

第2章 美容皮膚科で用いる皮膚の検査

5 皮膚病理

玉田 伸二, 田中 佐枝

はじめに

現在, 美容皮膚科・皮膚病理はともに, 皮膚科領域での2大サブスペシャリティになりました. 約35年前にニューヨーク大学で勉強していたときに, そうなることを私は予見しました. そして, 皮膚病理・美容皮膚科(皮膚外科)のどちらを専門にするか悩むこともなく, 若さに任せてその両方をやることに決めました. しかし帰国後, 地方国立大学ではそのどちらも専門として極めることは無理でした. そこで, 自分の才覚と責任で, その両方をやるために, 30歳台前半で個人開業に至りました. 美容皮膚科と皮膚病理の両方に関係してきた私が, 今回この原稿を上梓することは宿命であり, 義務でもあると考えます.

以下に, 皮膚病理の知識が美容皮膚科の実践にどのように役立ったのかを述べます.

新しい美容医療の機器や手技に対する評価

皮膚病理を知っていれば, 形態的変化に対する3次元的解明, 副作用の発生病理などの医学的な側面を理解することができ, より安全に, よりよい効果を上げるための各種設定や手技を導入することが可能になります.

初期の仕事の一つに, 脱毛用レーザーが毛包のどの部分を破壊しているかを組織学的に解明した研究(図1〜3)があります. 若松信吾先生(東京女子医科大学名誉教授)と故 小林敏男先生との共同研究です. 次に各種レーザーでどのようにターゲットが破壊されているのか, 組織学的に確認いたしました(図4, 5). Photofacial® 照射でも, どのような組織学的変化が生じるのかを確認し, ヘッドの変更による差を認めました(図6, 7). Thermacool® 照射でも, きわめて興味深い組織

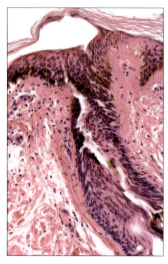

図1 毛包漏斗部の破壊像
ロングパルスアレキサンドライトレーザー, 20 mm/sec, 18 J/cm². 1回照射直後の組織像(HE染色).

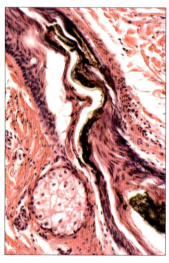

図2 皮脂腺開口部付近の破壊像(HE染色)

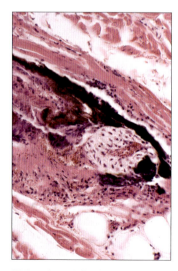

図3 毛母・毛乳頭部の破壊像(HE染色)

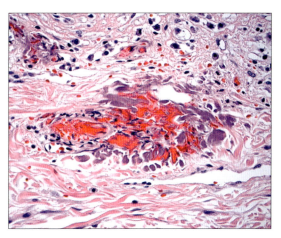

図4 単純性血管腫に対するQスイッチダイレーザー1回照射直後の組織像
真皮内毛細血管，その周辺組織，血管内赤血球の変性像．確実にターゲットを捉えているのがわかる（HE染色）．

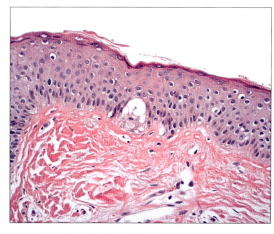

図5 老人性色素斑に対するQスイッチルビーレーザー1回照射直後の組織像
表皮基底層の色素細胞変性像と表皮基底細胞内小空胞形成．確実にターゲットを捉えているのがわかる（HE染色）．

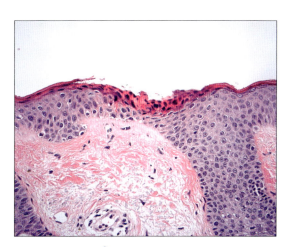

図6 Photofacial® 照射（560 nmカットオフヘッド・24 J/cm² ・Program 2)）直後の頬部の皮膚組織像
肌の若返り目的で施行．表皮の表面約半分が変性している．同時に，図5のQスイッチルビーレーザー照射のときと同様に，表皮基底細胞内小空胞形成も認められる（HE染色）．

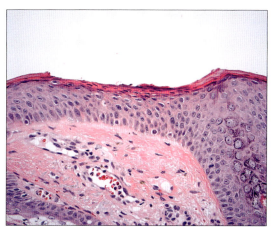

図7 図6と同じ患者の反対側頬部に，Photofacial® 照射（640 nmカットオフヘッド・24 J/cm² ・Program 2)直後の頬部皮膚組織像
表皮の表面約1/5〜1/4が変性している．表皮基底細胞内小空胞形成も目立たない．560 nmカットオフヘッド（図6）と比べて，侵襲性の低いことがわかる（HE染色）．

像（図8）を認めました．

組織像からみた皮膚症状改善のための戦略

組織学的にどのレベルにターゲットや病変が存在するかを知っていれば，より確実な施術が可能になります．とくに症例の多い色素細胞性母斑に対する炭酸ガスレーザー照射には，組織学的知識の裏づけは必要不可欠といえます（図9〜11）．

注入物を中心とした副作用情報と対策

新しい手技や注入物で，予期せぬ副作用が生じたときに，その組織像（図12，13）を評価することによって，①手技の変更によって副作用を避けられるのか，②どのような治療や予防方法が有効であるか，③施術そのものが禁忌であるかなど，理解しやすくなります．

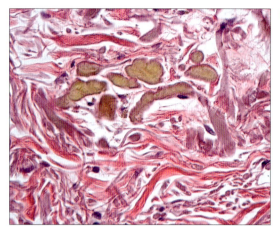

図8 Thermacool®照射直後の頬部皮膚組織像
顔面肌引き締め目的で施行．真皮中層にlipoid proteinosisを思わせる変性像あり．引き締め効果が期待できる組織像である（HE染色）．

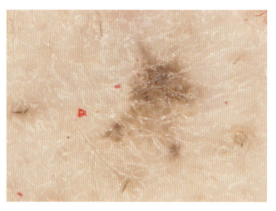

図9 顔面のClark型色素細胞性母斑
直径約2 mmというサイズの点で，肉眼的には悪性黒色腫の可能性が否定できるので，炭酸ガスレーザー照射を行った．

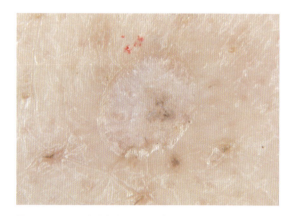

図10 図9の表皮部分をレーザーで弾き飛ばした直後
黒色小点が認められる．

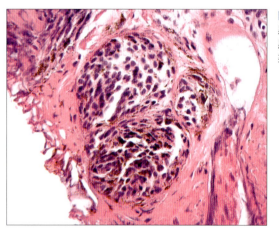

図11 図10の黒色小点部分を微小パンチ生検した組織像
黒色小点は母斑細胞の胞巣であることがわかる．このような黒色小点を残したままにすると再発する可能性が高い（HE染色）．

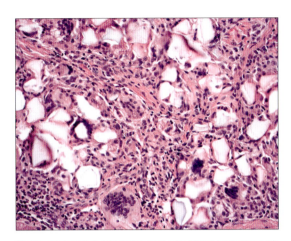

図12 アクリル化合物添加ヒアルロン酸に対する異物反応
美容目的で注入された．周辺部に弱好酸性色調を有する淡黄色調を帯びた透明感のある多角形異物が特徴的．注入後1年前後して発症するのは，アクリル化合物周辺のヒアルロン酸カバーが吸収されて，抗原曝露されるまでの時間である（HE染色）．

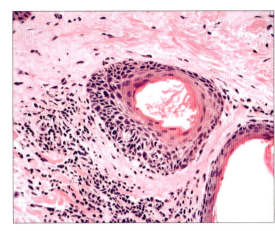

図13 絶縁針電気脱毛2日目に発生した蕁麻疹様丘疹型反応の組織像
毛包漏斗部内に小型リンパ球浸潤を伴った表皮海綿状態．変性した毛髪タンパクに対する経毛包性の4型アレルギー反応．金属パッチテストは陰性であり，レーザー脱毛でも同様の症状と組織像がみられることより，絶縁針に対する金属アレルギーは否定的である（HE染色）．

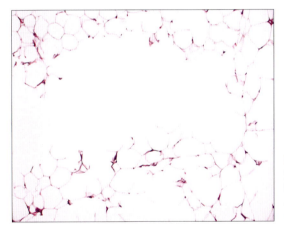

図14 皮下脂肪組織内
空隙を認めるが，炎症性細胞浸潤や脂肪細胞の顆粒状変性が認められないことより，標本作成時の人工的脱落と理解できる．決して超音波マシーン施術による脂肪細胞消失ではない（HE染色）．

さいごに

メーカー主催のセミナーで，組織学的に真皮膠原線維の増加や，皮下脂肪組織の破壊が提示されることがありますが，単に標本薄切の厚さの違いや，反応性変化を伴わない人工的な組織欠落にすぎないこと（図14）があります．病理を知っていれば，騙されることはないでしょう．

本稿の内容の一部は，第30回日本美容皮膚科学会学術大会（2012年8月，名古屋）で発表．また，本稿は月刊Visual Dermatology 2013年6月号に掲載したものを単行本用に一部加筆・修正した．

Key words

美容皮膚科，皮膚病理，組織学的変化

第3章

医薬品・化粧品の知識

第3章 医薬品・化粧品の知識

1 保湿薬

安部　正敏

はじめに

　科学的根拠に基づいたスキンケアを行うにあたり，保湿薬は欠かせないケア手段である．ドライスキンが皮膚バリア機能を低下させ，さまざまな皮膚障害をもたらすことは周知の事実であり[1]，近年はドライスキンが食物アレルギーを惹起させる事実が報告[2,3]され，保湿薬はますますその重要性が認識されてきた．一般市民にもその事実は広く周知されたと思われるが，当然むやみに保湿薬を使用すればいいというわけではなく，浸軟した皮膚では余分な水分を除去することも必要となる．つまり，表皮のスキンケアは適切な水分量を保持することが重要であり，そのためには保湿薬への正しい理解が必須となる[4]．

　現在保湿薬は多種多様な製品が開発されており，医師から処方箋で供される外用薬から，市中で購入可能な製品まで幅が広い．とくにOTC医薬品（一般用医薬品）として，さまざまな成分の保湿薬が発売されて，テレビCMなどでもその特徴を競うようにアピールしている．

　著者も患者から「どのような保湿薬を使用すればよいのか？」との質問をよく受けるが，製品をあれこれ考える前にまず確実に塗布することが重要であることを強調し，そのうえで製品を選ぶポイントなどをお話ししている．現在は保険適用を有する優れた保湿薬が存在し，皮膚科外来ではそれを使用するよう指導すればよいと考える向きもあるが，OTC医薬品には保険適用薬にはない特徴を有する製品も多い．

　また，近年注目される在宅診療では，OTC医薬品に頼らざるをえない場合もあり，保湿薬の知識は皮膚科医に必須であるといえよう．

保湿薬の種類と働き

　保湿は理論上，①皮脂膜，②天然保湿因子，③セラミドの3つを補えばよく，エモリエント（被膜をつくる）効果およびモイスチャライザー（水分と結合）効果のある保湿剤を用いるのが望ましい．ただし，これは厳密に分類できるものではなく，両者の作用を有する製品も多数存在する．保湿薬は皮膚科診療に供されるさまざまな外用薬と同様の構造であると考えれば理解しやすい．外用薬において薬効を示す物質を配合剤とよび，それを保持する物質を基剤とよぶ（図1）．皮脂膜を補うのは脂つまり基剤であり，天然保湿因子やセラミドは保水成分であることから，配合剤と考えるとよい．

(1) エモリエント効果

　皮膚からの水分蒸散を防止し，皮膚を柔軟にするという生理作用のこと．皮膚に対してエモリエント効果を示すものをエモリエント剤とよぶ．皮膚の正常な解剖学的構造を保持するために，皮膚表面で皮脂膜を補強すると考えるとよい．

(2) モイスチャライザー効果

　皮膚に水分を与えることで，皮膚のバリア機能を保つ生理作用のこと．皮膚に対してモイスチャライザー効果を示すものをモイスチャライザー剤とよぶ．皮膚の正常な解剖学的構造を保持するために，主に角質レベルで水分を与えることと考えるとよい．

保湿薬の構造

　保湿薬における配合剤としては，ヘパリン類似物質，尿素，セラミドなどが代表的であり，近年は天然保湿因子類似成分を配合する製剤も登場している．

　一方，基剤には古典的な軟膏とクリーム，ローションが存在する．いわゆるクリームは，水と油

を界面活性剤により混合したものであり，乳剤性基剤とよばれる．このうち水が主成分でその中に油が存在するものを水中油型(oil in water O/W型)とよぶ(図2)．代表的な親水クリームは，基剤そのものがハンドクリームとして用いられる．他方，油が主成分で，その中に水が存在するものを油中水型(water in oil W/O型)とよぶ．市販される保湿薬にクリームやローションが多いのは，軟膏に比べてべとつきが少なく使用感が良いからであり，最近の保湿目的に用いられる外用薬にも各種剤型が存在する．

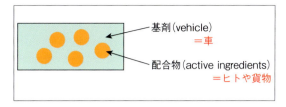

図1　保湿薬の構造（模式図）

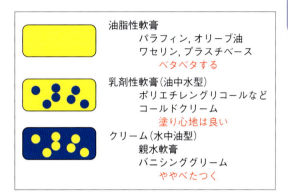

図2　保湿薬の基剤の剤型とその特徴

保湿薬の剤型

①軟膏

軟膏はワセリンやパラフィンといった油のみでできており，疎水性基剤または油脂性基剤とよばれる．塗った時ベタベタする．鉱物性のワセリン，プラスチベース，シリコン，パラフィン，白色軟膏などや，動植物性の単軟膏，植物油，ロウ類，豚油，スクワレンなどがある．

②バニシングクリーム（水中油型）：親水クリームなど

界面活性剤により，水の中に油が存在するものである．水分が蒸発することで冷却するため，バニシングクリームともいわれ，痒み止めの効果も得られる．非常に伸びが良いクリームであるが，塗布面に水分を与えてしまうため，湿潤性の病変には用いてはならない．ただし，水が豊富な基剤であるので，容易に水洗いできて便利である．保湿薬として基剤に採用されている製品としては，ヒルドイド®クリーム，ウレパール®クリームやケラチナミン軟膏などがこれにあたる．

③コールドクリーム（油中水型）：吸水クリームなど

親水クリームとは逆に，界面活性剤により，油の中に水が存在するものである．バニシングクリームと比較し，油脂性軟膏に近い．塗った時に冷却感があるため，コールドクリームともよばれ，乾燥性の病変に適している．ややべとつくが，油脂性軟膏より塗り心地はよい．保湿薬として基剤に採用されている製品は，ヒルドイドソフト軟膏や，パスタロン®ソフト軟膏などである．

④ローション

ローションといっても単に基剤を液体にしたものではなく，溶液性と乳剤性，ゾルに分けられる．溶液性はアルコール類と水を混合したものが一般的で，塗布した部位が目立たず，冷却感があり塗布感が良い．いってみれば「スカッとする！」という感覚である．反面，刺激性があり，さらに流れ出やすいため，つい使用量が増えてしまうという欠点がある．一方乳剤性はバニシングクリーム同様，水の中に油が混ざったものである．伸びが良く，水で落としやすい．時に分離してしまうことがあるので注意を要する．ゾルはコロイド製剤であり，粘性がある．塗りやすく，必要以上に流れ出ることがない反面，刺激性が高く，塗布面を乾燥させてしまう欠点がある．

⑤ゲル（懸濁性基剤）

懸濁性基剤は比較的新しい基剤である．市販される保湿薬のなかにもゲルを謳う製品が存在する．ゲルとはコロイド溶液が固まったもので，あ

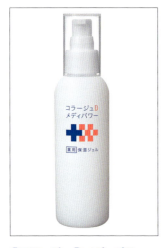
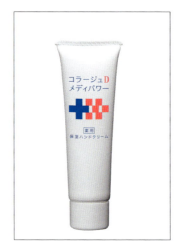
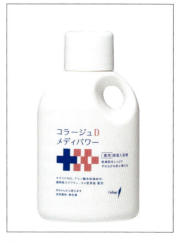

①コラージュ D メディパワー薬用保湿ジェル：持田ヘルスケア
保湿因子であるセラミド・皮脂・NMF（天然保湿因子）の働きをもつ成分をバランスよく配合．

②コラージュ D メディパワー薬用保湿ハンドクリーム：持田ヘルスケア
肌荒れ防止の有効成分トラネキサム酸と，セラミド，コラーゲン，ヒアルロン酸等の保湿成分を配合した保湿性の高い低刺激のハンドクリーム．

③コラージュ D メディパワー薬用保湿入浴剤：持田ヘルスケア
乾燥しやすい肌のための薬用保湿入浴剤．

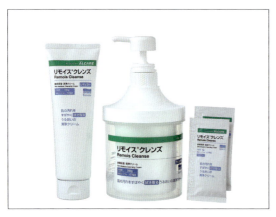
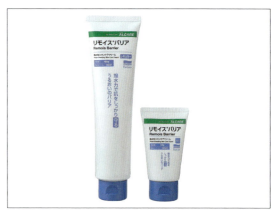

④リモイス® クレンズ：アルケア
皮膚保湿・洗浄クリーム．皮脂膜を残し，汚れだけを洗浄．保湿成分配合により脆弱皮膚をなめらかに保つ．

⑤リモイス® バリア：アルケア
撥水性スキンケアクリーム．保湿成分配合．撥水性をもつ保護膜が汚れや外的刺激にも優れた撥水性を発揮．

る程度の弾性を有する．ヒドロゲル基剤とリオゲル基剤に分類され，ヒドロゲルは，無脂肪性で油脂性軟膏のような稠度をもつ．水性分泌物を吸収し，除去する作用が強く，水で洗い流すことができるが，刺激性が強い．他方リオゲルは，ステアリルアルコールをプロピレングリコールに懸濁させてゲル化したもので，浸透性に優れており，皮膚を乾燥させる働きがある．

保湿薬としての基剤

皮脂膜を補う目的では，基剤だけでも立派な保湿薬となる．ワセリンは，石油から得た炭化水素類の混合物を精製したもので，水あるいはエタノールにほとんど溶けない．黄色ワセリンとこれを脱色した白色ワセリンがあり，とくに区別なく使用してよいが，現在では白色ワセリンの使用頻度が高い．融点は 38〜60℃で加温により透明な

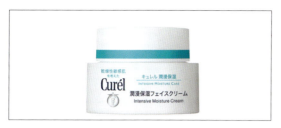

⑥キュレル 潤浸保湿フェイスクリーム：花王
セラミド機能成分，ユーカリエキスが角層に浸透し保湿作用を発揮[7,8].

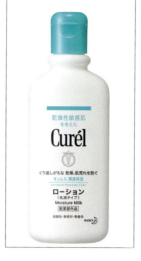

⑦キュレル ローション：花王
セラミド機能成分，ユーカリエキスが入ったローション剤．

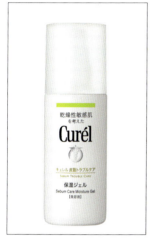

⑧キュレル 皮脂トラブルケア 保湿ジェル：花王
乾燥だけでなく，過剰な皮脂でも肌荒れをくり返す敏感な皮膚に有効な保湿剤．セラミド機能成分配合．

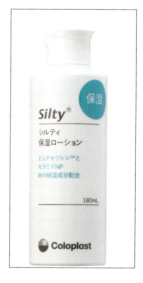

⑨シルティ保湿ローション：コロプラスト
ピュアセリシン™とセラミドNPの両者を配合した保湿薬．ピュアセリシン™は天然保湿因子に類似し，保湿成分を補いバリア機能の正常化に寄与する．

液となる．中性で皮膚への刺激性がなく，ほとんどすべての薬物と変化なく配合しうるので，種々の軟膏基剤として広く用いられるほか，それ自体でも肉芽形成，表皮再生および創傷治癒促進作用を示す．また，若干であるが水を吸収する．

　もっとも，ワセリンには過酸化物などの不純物が含まれており，時に皮膚を刺激する．このため，その不純物を除いたプロペトを使用するほうがより安全である．プロペトは眼科用軟膏の基剤であり，「皮膚保護」の保険適用が明記されているので，保湿薬として使用するのも問題はない．薬価面からもワセリンと大きな差がなく，塗布しやすいというメリットがある．抗酸化物も除去されており，品質保持のためには遮光保存が望ましい．

　また，プロペトよりさらに純度が高いワセリンとして，サンホワイトが存在する．しかし，本剤はプロペトとは異なり，「皮膚保護」に対する保険適用がない．他方，プラスチベース®は，流動パラフィンにポリエチレンを5％の割合で混合し，ゲル化した炭化水素ゲル基剤であり，温度の変化を受けることが少ない．伸びも良く重宝する基剤である．

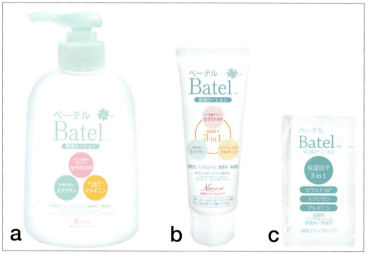

⑩ベーテル（Batel™）保湿ローション：越屋メディカルケア
a：ポンプタイプ（300 ml）
b：チューブタイプ（65 ml）
c：パックタイプ（3 ml×30パック/1箱）
ベーテルには，乾燥した皮膚の保湿成分を補う「保湿の3大因子」スクワラン（皮脂膜の成分），セラミドAP（細胞間脂質成分），アルギニン（天然保湿因子成分）が含まれる．

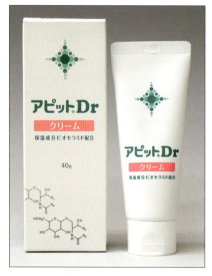

⑪アピット®Drクリーム：全薬工業
保湿成分ビオセラミド，ヒアルロン酸，スクワランと抗炎症成分を配合し，乾燥や肌荒れのひどい部位を対象とした薬用保湿クリーム．

⑫アピット®Drジェル：全薬工業
保湿成分ビオセラミド，ヒアルロン酸，スクワランと抗炎症成分を配合し，乾燥や肌荒れを対象とした薬用保湿ミルクジェル．

保湿薬としての配合薬

配合剤は複数存在し，その特性を十分理解して選択することが重要である．もちろん，それぞれに基剤も複数用意されており，基剤の特性も保湿薬選択において重要である．

(1) ヘパリン類似物質

ヘパリン類似物質含有外用薬（ヒルドイドなど）は保湿効果が高く，有効性が高い．剤型も豊富で，塗りやすい油中水型クリームや水中油型ローションがあり，使用感も良好である．ヘパリン類似物質の原料となる物質はサカナのウロコに存在する．サカナがベトベトする感覚は誰しも知っており，患者指導の際にひと言つけ加えると患者の理解が深まる．

(2) 尿素

尿素含有外用薬も保湿効果が高い．一般向けにOTC医薬品として市販もされており，ハンドク

リームなどとして用いられている．尿素軟膏にも多数の剤形があるほか，尿素の濃度も異なる．ケラチナミン軟膏は尿素20％であるが，商品名が軟膏であっても，実際には水中油型の乳剤性軟膏つまりクリームである．一方，ウレパールは尿素10％でクリームとローションがある．パスタロンには水中油型と油中水型両者の乳剤性軟膏に加え，ローションがあり，さらに乳剤性軟膏には尿素10％と20％が用意されている．なお，尿素には角質溶解作用があるが，保湿薬として用いる限りにおいては，濃度の差は大きな問題ではない．

(3) ビタミンA

ビタミンA含有のザーネ®軟膏は，表皮のケラチン形成抑制作用を有し，皮膚乾燥防止作用が得られ，保湿薬としても用いられている．商品名は軟膏であるが，水中油型の乳剤性軟膏であり，基剤としても保湿作用を有する薬剤である．

(4) セラミド

セラミド含有の外用薬も市販されており，理論に沿った外用薬といえる．ただし，保険適用がないためコストがかかる．

セラミドはスフィンゴ脂質の合成・代謝における中心的脂質であり，生物学的には細胞の生死などの細胞応答を制御するシグナル伝達分子として機能する[5]．しかし，よく知られている機能は保湿能であり，現在は多数の市販保湿薬や化粧品にも含有されている．

スフィンゴ脂質とはスフィンゴ塩基から構成される脂質群の総称である．スフィンゴシン，セラミド，スフィンゴ糖脂質，スフィンゴシン1-リン酸，セラミド1-リン酸やスフィンゴミエリンなどがある．セラミドにも種類があり，現在ヒトではセラミド1〜7の7種類が報告されている．なかでもセラミド2は保湿能に重要な役割を有する．保湿薬などに配合されるセラミドには以下のものが存在する．

①**天然セラミド**：天然セラミドは，「ビオセラミド」「セレブロシド」ともよばれ，馬の脊髄から抽出することで得られる．ヒトの細胞間脂質と類似性が高く保湿能に優れる．化粧品には「ビオセラミド」「セレブロシド」「ウマスフィンゴ脂質」などと表記されている．

②**ヒト型セラミド**：ヒト型セラミドは，「バイオセラミド」ともよばれ，近年のバイオテクノロジー技術の発達により合成が可能となった．当然ヒトのセラミドに準ずる化学構造を元に作られており，保湿力や浸透力に優れている．ヒトセラミドのサブタイプに準じ，「セラミド1」「セラミド2」「セラミド3」と表示される．

③**植物性セラミド**：植物性セラミドは，米ぬかや小麦胚芽油など植物由来の抽出したセラミドである．

④**合成セラミド**：合成セラミドは，石油より化学合成され産生されるものである．安価であるが，効果は他のセラミドに比較すると低い．

(5) その他

天然保湿因子はセリンやグリシンなどのアミノ酸類，ピロリドンカルボン酸，尿素，ミネラル塩類，有機酸などの低分子蛋白により構成される．近年はアミノ酸構造が類似したセリシンなどを配合する保湿薬が発売されており，有用性が高い．

また，米ぬかなどを用いた入浴剤は，入浴により保湿効果が得られるためきわめて手軽であり，患者の負担も少なくてすむ．しかし，保険適用がないためコストがかかる．また，保湿用入浴剤を用いた入浴では床や浴槽が滑りやすくなるため，転倒事故などに十分注意すべきである．

保湿薬の使用方法

1日2〜3回，患部を清浄にしたのち塗布する．なお，症状により適宜増減する．

また，保湿薬を塗布する時間も重要である．外用薬の吸収は，角質と皮脂膜がバリアとなるため，可能であれば入浴後に外用するのが浸透の面から有利であると思われるが，使用時間は入浴後1分後でも1時間後でも効果は変わらないとする報告[6]もあり，要は使用者が生活習慣に合わせて外用しやすい時間に塗布すればよいということであろう．

使用量に関しては，一般的なステロイド軟膏と比較し，若干多めに塗るのがよい．著者は，軟膏

であればグリーンピース大を2個分，ローションであれば10円玉1個分を患者の手掌2枚分の範囲に，皮溝に沿って横方向に塗布するように指導している．さらに，保湿薬を塗布した後，ティッシュペーパーを貼った際に，すぐに剥がれるのではなく，皮面にくっついたあと，緩やかに剥がれる程度を目安とするよう，患者指導するとよい．

おわりに

保湿薬は多種多様な製剤が使用可能であり，とくにOTC医薬品については，すべての特徴を理解して選択することは不可能に近い．本項では，筆者が日常臨床でよく使用する保湿薬を提示した．あくまで筆者の経験に基づくものであり，これ以外にも優れた製品は多数存在する．

Key words

保湿薬, エモリエント効果, モイスチャライザー効果, セラミド

参考文献

1) Sugiura A et al: Arch Dermatol Res 306 :427, 2014
2) Leung DY, Guttman-Yassky E: J Allergy Clin Immunol 134: 769, 2014
3) De Benedetto A, Kubo A, Beck LA: J Invest Dermatol 132: 949, 2012
4) 安部正敏編著：たった20項目で学べるスキンケア, 学研メディカル秀潤社, 東京, 2016
5) Cha HJ et al: Int J Mol Med 38: 16, 2016
6) 野澤 茜ほか：日皮会誌 121: 1421, 2011
7) 中村正ほか：皮膚の科学 2: 121, 2003
8) G. Imokawa et al: J Dis Sci Tec 10: 617, 1989

2 美白剤

長濱　通子

はじめに

　古来より日本においては，黒が穢れや闇，喪などを表すのに対し，白は美しいもの，きれいなもの，穢れないものなどの象徴とされてきた．それゆえ，白は人々の，とくに女性にとっての憧れとなってきた[1]．

　化粧の歴史は古く，奈良・平安時代から貴族女性の間では白粉化粧法が行われていたが，一般女性に広まっていったのは江戸時代以降といわれている．昔は白さを求めて顔全体を白塗りしていた時代から，日本人の肌色に合わせたファンデーションを顔全体に塗ってシミを隠す時代となり，現代では顔の皮膚色は自然なままを保ちつつ個々のシミだけを薄くする方法が模索され続けている．シミの色を薄くし自然な肌色に近づけるための薬剤を「美白剤」と称している．

美白剤の種類と作用機序

　美白剤の主用成分としては表1に示すようなさまざまな成分が発見されている[2]．いわゆるシミはメラノサイト内で合成されるメラニンが主体と考えられるため，これらを除去することを目的に美白剤が開発されている．美白剤が作用するのはメラニン合成の前段階，メラニン合成段階，メラニン合成の後段階であり（図1），美白剤の種類によって表2に示すように①メラノサイト活性化阻害（メラニン合成前），②チロシナーゼ拮抗阻害（メラニン合成），③チロシナーゼ活性阻害（メラニン合成），④メラノソーム輸送阻害（メラニン合成後），⑤メラニン排出促進（メラニン合成後）などが考えられている[3]．また，美白剤の効果の比較としては図2[4]に示すように，コウジ酸やビタミンCは高い濃度でも効果が低く，ハイドロキノンは低い濃度でも作用が高いと考えら

表1　美白剤の種類

- ハイドロキノン
- アルブチン
- アゼライン酸
- レチノイン酸
- コウジ酸
- エラグ酸
- リノール酸
- α-ハイドロキシ酸
- 油溶性甘草エキス
- ルシノール
- カミツレエキス
- ビタミンC

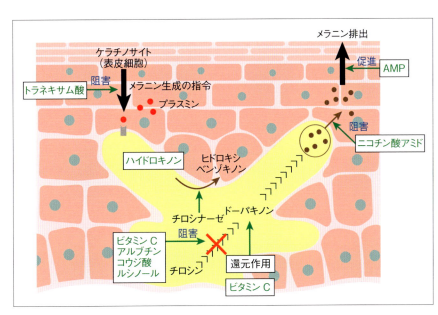

図1　美白成分の作用機序

表2 美白成分の作用機序

作用点	主な成分
チロシナーゼ拮抗阻害	ハイドロキノン
チロシナーゼ活性阻害	ビタミンC誘導体，アルブチン，コウジ酸，ルシノール
メラノサイト活性化阻害	トラネキサム酸
メラノサイト輸送阻害	ニコチン酸アミド
メラニン排出促進	アデノシン1リン酸2ナトリウム（AMP）

れている．

美白剤としてのロドデノールが含有された化粧品を使用し，脱色素斑を生じた被害（図3：症例1）が社会問題化したことは記憶に新しい．美白剤としてメラニンに対する効果を有することは期待されるが，副作用としての脱色素をおこさないような薬剤であることは重要である．

主な美白剤

・ハイドロキノン

化学式 $C_6H_6O_2$，1,4-ジヒドロキシベンゼンでチロシナーゼ活性抑制効果やメラノサイト破壊，メラノソーム分解効果があるとされている．酸化されやすく，配合調整もむずかしいことや，皮膚に対する刺激性もあるため，2～5％程度の配合品が外用剤として使用されている．2％程度であれば化粧品として一般流通されている商品もあるが，上記のように皮膚刺激性などの問題もあるため，5％配合品は医師による指導のもとに使用されている．また海外ではトレチノインや他の美白成分を複合し配合されている製品もある[5,6]．

・ビタミンC

抗酸化作用やチロシナーゼ活性阻害効果があり，表3[7]に示すようなさまざまな効果がいわれている．内服だけでなく外用もあるが，化学的に不安定で光分解されやすい．このため種々の誘導体が開発されている．外用では種々の化粧品に含まれているほか，イオン導入施術で使用されることも多い．また，美白スキンケア商品の成分として他の美白成分に比し，もっとも多く利用されている[8]．

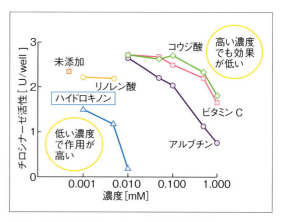

図2 細胞系でのチロシナーゼ活性阻害作用
（文献4より引用，一部改変）

・トラネキサム酸

化学式 $C_8H_{15}NO_2$ の合成アミノ酸で抗線容作用があるため止血剤として用いられている薬剤である．メラノサイトの増殖抑制や成熟メラノサイトの減少効果があることが知られており[6]，肝斑に対しての有効性が認められている．内服薬として処方薬の他に，第1類医薬品として2007年より市販されている．外用として種々の化粧品にも有効成分として使用されている．

・レチノイン酸

化学式 $C_{20}H_{28}O_2$ のビタミンA誘導体である．皮膚への作用としては角層剥離作用，表皮角化細胞の分化促進，皮脂分泌抑制，線維芽細胞におけるコラーゲン合成促進などがいわれている．表皮の剥離作用による効果でシミが薄くなると考えられている[5]が，皮膚刺激作用が著明であるため使用に注意が必要であり，多種の薬剤との合剤として使用されることがある．

表3 ビタミンC, プロビタミンCの主要な効果（文献7より引用，一部改変）

項目	内容
抗酸化	抗酸化，活性酸素の消去，活性酸素関連疾患の予防
合成代謝	コラーゲン合成，神経伝達物質の合成，ホルモン合成，カルニチン合成，コレステロール代謝，生体外異物の代謝，毛髪などケラチン合成
組織形成	骨形成，組織形成誘導，分化誘導，創傷治癒促進，各種細胞増殖促進，細胞外マトリクス構築促進
皮膚関連	抗しわ，抗たるみ，メラニン生成抑制，皮脂抑制，抗ニキビ，赤ら顔改善，紫外線照射障害予防，MMP産生抑制，スフィンゴ脂質合成促進
抗老化	糖化反応抑制，テロメア遺伝子短縮抑制，サーチュイン遺伝子関連
その他	抗炎症，IL-1α抑制，PGE$_2$産生抑制，抗菌作用，抗ウイルス作用，抗がん作用，鉄の吸収促進，好中球の維持

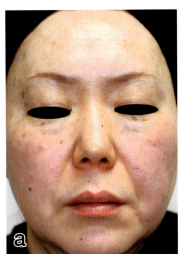
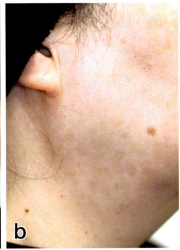

図3 症例1：ロドデノールによる脱色素斑
顔面全体（a）から頸部（b）にまでまだらな脱色素斑を生じている．

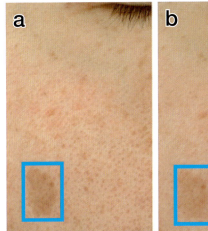
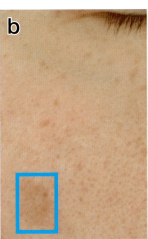
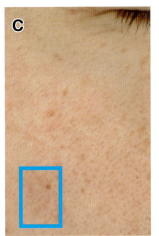

図4 症例2：5％ハイドロキノンクリーム外用例
(a) 塗布前
(b) 1カ月後
(c) 3カ月後
（資料提供：常盤薬品工業株式会社 ノブ事業部）

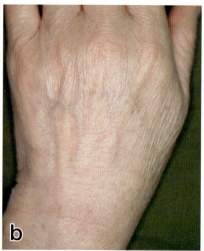

図5 症例3：5%ハイドロキノンクリーム外用症例
(a) 治療前
(b) 外用後

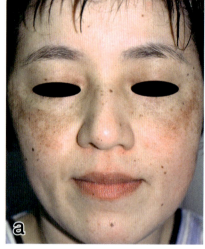
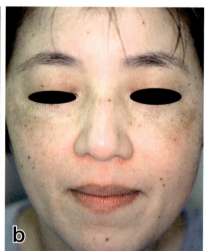

図6 症例4：20%グリコール酸ケミカルピーリング治療例
(a) 治療前
(b) 治療後

・α-ハイドロキシ酸

α位にヒドロキシ基をもつカルボン酸の総称でグリコール酸や乳酸などがある．濃度20〜50%のグリコール酸によるケミカルピーリングが肝斑に有効の場合があり，肝斑に対してはケミカルピーリングとともに，ハイドロキノン外用，トラネキサム酸とビタミンC内服の併用療法が行われることも多い．

臨床例

◆症例1（図3）：ロドデノールによる脱色素斑例

ロドデノール含有化粧品の使用により，顔面全体から頸部にまでまだらな脱色素斑を生じている．美白剤による副作用を生じた美容障害例である．

◆症例2（図4）：5%ハイドロキノンクリーム外用例

右頬部の老人性色素斑が治療前に比し，5%ハイドロキノンクリーム外用により均一に薄くなり，改善されている．

◆症例3（図5）：5%ハイドロキノンクリーム外用症例

治療前（図5a）に比し，5%ハイドロキノンクリーム（自家製剤）外用治療後（図5b）は手背の

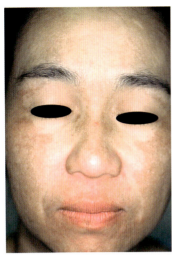 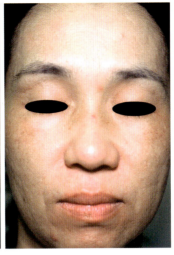

図7 症例5：50％グリコール酸ケミカルピーリング治療，5％ハイドロキシクリーム外用，トラネキサム酸＋ビタミンC内服の併用療法症例
(a) 治療前
(b) 併用治療後

小さな色素斑は薄くなり，手背全体の皮膚色調も治療前に比し均一になっている．

◆症例4(図6)：20％グリコール酸ケミカルピーリング治療例

両頬部に帯状に拡がる茶色の肝斑が，治療前(図6a)に比し，20％グリコール酸ケミカルピーリング治療にて改善(図6b)されている．

◆症例5(図7)：50％グリコール酸ケミカルピーリング治療，5％ハイドロキシクリーム外用，トラネキサム酸＋ビタミンC内服の併用療法症例

ピーリング治療，ハイドロキノンクリーム外用，トラネキサム酸＋ビタミンC内服の併用療法により治療前(図7a)に比し，肝斑が薄くなり改善されている(図7b)．

おわりに

現代社会の高齢化とともに，皮膚の健康や美容医療への関心が高くなっている．シミ治療としての美白剤は，消費者にとって使用が簡便なため，もっとも需要が高いシミ治療といえる．また，美白剤単独ではなく，シミ治療の効果を上げるためにさまざまな治療と併用して美白剤が利用されている場合も多い．今後，シミの病態やシミ発生機序の解明が進み，副作用の少ない，有効な美白剤の開発が期待される．

Key words

メラニン，チロシナーゼ，ハイドロキノン

文献

1) 高橋雅夫：化粧ものがたり，雄山閣，東京，p.60, 1997
2) 船坂陽子：日皮会誌 119: 2784, 2009
3) 須賀 康：Bella Pelle 2: 20, 2017
4) 長沼雅子，中山靖久，坂本哲夫：Bio Industry 13: 15, 1996
5) 菊地克子：J Visual Dermatol 12: 650, 2013
6) 船坂陽子：皮膚臨床 56: 1806, 2014
7) 伊東 忍：Fragrance J 43: 14, 2015
8) 淵端三枝：Fragrance J 43: 64, 2015

第3章 医薬品・化粧品の知識

3 痤瘡治療薬

小林　美和

はじめに

本項では，尋常性痤瘡治療ガイドライン[1]に取り上げられている治療薬を中心に，保険診療で投与できる治療薬について解説する．

痤瘡用外用薬

(1) アダパレン 0.1％ゲル

2008年に本邦で上市されたゲル製剤である．レチノイド作用をもち，毛包上皮の角化を正常化することで面皰形成を抑制する．これにより，痤瘡皮疹の新生を抑制する効果がみられる（図1）．抗炎症効果もあるため炎症性皮疹に対しても有効であるが，急性炎症期の治療に用いる際には，抗菌外用薬や抗菌内服薬と併用すると相乗効果が期待できる[2,3]．

使用時の注意点として，レチノイド様構造をもつため妊婦への投与は禁忌とされている．また，retinoid dermatitisとよばれる乾燥刺激症状が出現するため，保湿スキンケアを併用することが推奨されている．これら乾燥，刺激感，発赤などの症状（図2）は徐々に忍容されるため，治療開始時には刺激症状が強く出現しないよう，外用量や塗布方法を調整して慣れさせる配慮が必要である．

(2) 過酸化ベンゾイル 2.5％ゲル

過酸化ベンゾイル（BPO）は，欧米では古くから痤瘡治療に用いられている．本邦では2015年に上市され，急性炎症期から維持療法まで，適応範囲が広い．BPOは皮膚の上で速やかに分解され，分解時に生じる活性酸素により殺菌作用を発揮すると考えられている．これまでに海外でも耐性菌がみつかっていないことから，耐性菌対策に適した薬剤と位置づけられている．また，角質剝離作用もあることから，面皰にも有効である．

副作用には，刺激感，乾燥がみられる．海外で行われた試験と比較し，日本人を対象とした試験では刺激症状などの症状を訴えた者の割合が高く，50％を超える[4]．試験方法の違いや，BPO

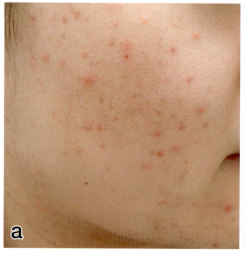 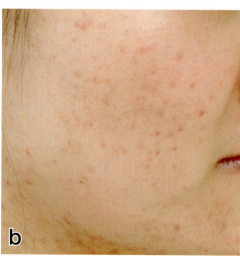

図1　10代，女性．アダパレン（ディフェリン®ゲル）による治療例
(a) 治療開始前
(b) 治療1カ月後：1日1回就寝前，眼瞼と口唇を除く顔面に塗布した．

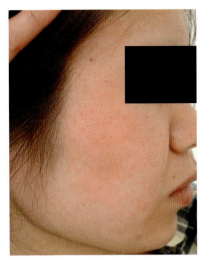

図2 30代，女性．アダパレン（ディフェリン®ゲル）による紅斑
治療開始3日目に乾燥と刺激感を伴う紅斑が出現した．

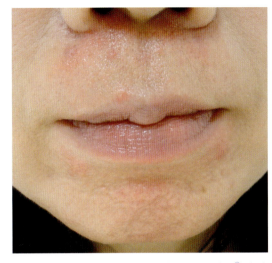

図3 40代，女性．過酸化ベンゾイル（ベピオ®ゲル）による接触皮膚炎
口囲にくり返す痤瘡に対して部分塗布，治療開始2日目に塗布部位に漿液性紅色丘疹が出現した．

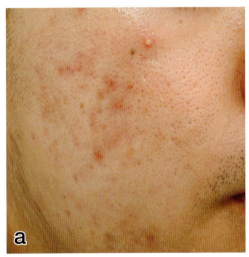

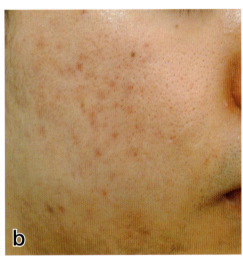

図4 10代，男性．クリンダマイシン・過酸化ベンゾイル配合ゲル（デュアック®配合ゲル）による治療例
（a）治療開始前
（b）治療2カ月後：1日1回就寝前，皮疹とその周囲に塗布した．

製剤の普及状況などに差があるため一概に比較はできないものの，半数以上の症例ではなんらかの症状を呈すことを予想して，処方時に外用指導を行う必要がある．また，承認前臨床試験では2.8%に接触皮膚炎が生じている．アレルギー性接触皮膚炎と考えられる例も含まれており，塗布開始1～3日目に強い瘙痒を伴う浮腫性紅斑や漿液性紅色丘疹が生じた場合は中止するよう，あらかじめ指示をしておく必要がある（図3）．また，3～4週目に遅れて接触皮膚炎を生じる例もあることから，使用開始1カ月は慎重に経過観察を行う．

(3) クリンダマイシン1%・過酸化ベンゾイル3%配合ゲル

2015年に上市されたクリンダマイシンとBPOの配合薬である．クリンダマイシン，BPOともに抗菌作用があるため，炎症性の皮疹に対して強力な作用をもつ（図4）．承認前臨床試験の評価では，使用12週間後に炎症性皮疹数は約26%に減

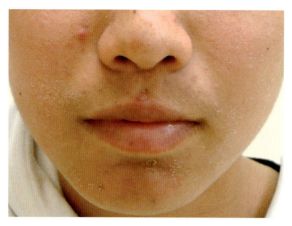

図5 10代,男性.アダパレン・過酸化ベンゾイル配合ゲル
(エピデュオ®ゲル)による乾燥
治療1週間後,塗布部位に落屑がみられる.

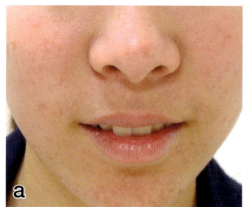 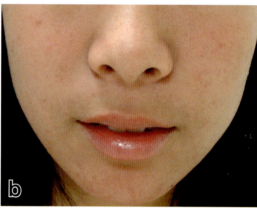

図6 10代,女性.アダパレン・過酸化ベンゾイル配合ゲル(エピデュオ®ゲル)の短時間塗布による治療例
(a)治療開始前
(b)塗布後15分から2時間で洗顔するよう指示し治療1カ月後,乾燥・刺激症状なく治療継続中.

少している[5].一方,接触皮膚炎が5.4%にみられたため,使用時の注意としてBPO外用薬と同様の指導を行う必要がある.また,クリンダマイシンが配合されているため,抗菌外用薬と同様に長期連用を避け,急性炎症期の治療に用い,症状が落ち着いたら維持療法としてBPOまたはアダパレン製剤に切り替えるのが望ましい.

(4)アダパレン0.1%・過酸化ベンゾイル2.5%配合ゲル

2016年に本邦で発売となったアダパレンの面皰形成抑制作用と抗炎症作用,BPOの角質剥離作用と殺菌作用をあわせもった製剤であり,治療開始時から維持療法中まで,すべての痤瘡患者が治療対象となる.承認前臨床試験の評価では,12週間後に総皮疹数は22.7%に減少しており,治療効果も高い外用薬である[6].ただし,両薬剤でみられる治療開始時の刺激感,乾燥感もあわせもっているため,外用指導が欠かせない薬剤である(図5).たとえば,塗布範囲を狭める,短時間で洗い流す[7]などの工夫をして,治療初期の刺激感を減らすようにしたい(図6).また,BPOによる接触皮膚炎にも留意する.

抗菌外用薬

痤瘡治療外用薬として先行したこと,刺激乾燥症状がほぼみられないことからも処方しやすいた

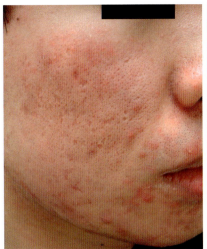
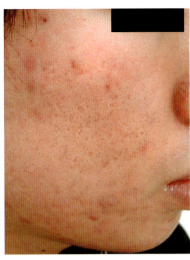

図7 10代，男性．デュアック®配合ゲルとビブラマイシンの併用療法
(a) 治療開始前
(b) 治療2週間後：ビブラマイシン100 mg分2朝夕食後内服，デュアックを眼瞼と口唇を除く顔面に塗布した．

め，単独使用や長期連用が多くみられることが耐性菌対策の観点から憂慮されている．

(1) クリンダマイシン 1%ゲル，ローション

リンコサミド系抗生物質の中でもっとも利用頻度が高いクリンダマイシンは，ブドウ球菌やレンサ球菌などのグラム陽性球菌のほか，嫌気性菌に抗菌スペクトルをもつため，痤瘡治療で世界的にも使用されている．ヨーロッパ諸国では，痤瘡治療において，抗生剤耐性 *Propionibacterium acnes*（*P. acnes*）の分離頻度が増していることが以前から問題となっていた[8]．とくに，クリンダマイシン，エリスロマイシンの内服，外用とも使用頻度が高かったため，痤瘡患者から分離される *P. acnes* の 10～80％が耐性を獲得していると報告されている[9]．わが国においてもクリンダマイシン耐性菌が，基幹病院では40％を越え[10]，診療所でも10％弱に検出されるようになっており，現在では単剤での使用や，長期使用を控えるよう各国のガイドラインに記されている．

(2) ナジフロキサシン 1%クリーム，ローション

ニューキノロン系のナジフロキサシンは，抗菌作用のほかに，好中球活性の抑制，炎症性サイトカイン産生抑制，抗原提示能抑制など免疫調整作用もあわせもつことから，痤瘡治療に使用しやすい薬剤である．外用製剤のみの抗菌薬であり，複数経路で抗菌作用を発揮するため耐性を誘導しにくいと考えられていたが[11]，すでに他科領域ではニューキノロン系の耐性菌発生が大きな問題となっており[12]，ナジフロキサシン耐性菌発生も懸念される．このため，単剤での長期連用を避けたい．なお，軟膏製剤の痤瘡に対する保険適用はない．

(3) オゼノキサシン 2%ローション

キノロン系のオゼノキサシンは，幅広い抗菌スペクトルをもち，表在性皮膚感染症と尋常性痤瘡に適用のある外用薬である．他の抗菌外用薬との違いは，1日1回の塗布で有効性が確認されていることである[13]．2016年に発売された新しい薬剤であるため耐性菌の報告はまだないが，他の抗菌薬と同様に単剤での使用や長期連用は避けたい．

抗菌内服薬

抗菌外用薬と同様に薬剤耐性菌の増加が懸念されるため，単独使用，長期投与を避ける．アダパレンやBPO製剤と併用することで治療効果が高まるため，抗菌内服薬の投与期間をより短縮できる（図7）．

(1) テトラサイクリン系

ドキシサイクリンは抗菌作用と同時に抗炎症作用をもち，類縁疾患の酒皶にも有効である[14]が，骨，歯牙への影響があるため小児・妊婦・授乳婦への投与は禁忌であることと，副作用の光線過敏症に注意する．ミノサイクリンは *P. acnes* に対

する好中球遊走抑制作用，サイトカイン産生抑制，タンパク分解酵素の産生抑制，活性酸素の産生抑制などの抗炎症作用がある[15]．副作用は前庭症状のめまいや頭痛，色素沈着がみられることがあり，また稀ではあるが，間質性肺炎や重症薬疹にも注意する[16]．

(2) マクロライド系

ロキシスロマイシン，エリスロマイシン，クラリスロマイシンが推奨されている．抗菌スペクトラムが広いのが特徴であるが，耐性菌が比較的発生しやすい．ロキシスロマイシンについては，抗炎症作用のほか，皮膚における抗アンドロゲン活性抑制[17]などが実験的に証明されており，これらの作用も相まって効果を発揮していると考えられる．一方，2016年4月に「国際的に脅威となる感染症対策関係閣僚会議」においてまとめられた「薬剤耐性（AMR）対策アクションプラン」の中で，成果指標として，セファロスポリン，ニューキノロン（フルオロキノロン）とともに，マクロライド系の経口抗菌薬の使用量50％減があげられている[18]．

(3) ペネム系

ファロペネムは好中球の活性酸素産生亢進作用があり，強力な殺菌作用で効果を発揮していると考えられる[19]．痤瘡における有効性もミノサイクリン，ロキシスロマイシンと同等であることが確認され[20]，尋常性痤瘡治療ガイドラインでの推奨度が上がった．

(4) ニューキノロン系

シプロフロキサシン，ロメフロキサシン，トスフロキサシン，レボフロキサシン，スパルフロキサシンが推奨を得ている．痤瘡に対する経口ニューキノロン系抗菌薬の投与はわが国特有の治療であるが，ニューキノロン系抗菌薬は耐性菌の増加が世界的に問題となっているため，適正な使用が求められる．

その他の痤瘡治療薬

外用薬として，イブプロフェンピコノールクリームは保険適用があり，炎症性皮疹への有効性も評価されている．内服薬では，漢方薬で有効性が確認されているものがあり，尋常性痤瘡治療ガイドラインでは，炎症性皮疹に対して荊芥連翹湯，清上防風湯，十味敗毒湯が，面皰に対しては荊芥連翹湯が推奨されている．

おわりに

痤瘡用治療薬は，とくに外用薬が充実してきたおかげで，これまでのように抗菌薬（抗微生物薬）に頼らない治療ができるようになった．もちろん，化膿性炎症を伴う場合には，適切に抗菌薬を使用して治療を行う必要がある．世界的に耐性菌対策が求められているなか，痤瘡治療においても適切な抗菌薬使用を心がけたい．

Key words

尋常性痤瘡，アダパレン，過酸化ベンゾイル，薬剤耐性菌，抗菌薬

文献

1) 林 伸和ほか：日皮会誌 127: 1261, 2017
2) Kobayashi M et al: J Dermatol 38: 1163, 2011
3) Hayashi N, Kawashima M: J Dermatol 39: 511, 2012
4) Kawashima M, Nagare T, Doi M: J Dermatol 44: 1212, 2017
5) Kawashima M et al: J Dermatol 41: 795, 2014
6) 宮地良樹ほか：皮膚科学 15: 278, 2016
7) Veraldi S et al: J Dermatolog Treat 24: 374, 2013
8) Leyden JJ et al: J Am Acad Dermatol 8: 41, 1983
9) Ross JI et al: Br J Dermatol 148: 467, 2003
10) Nakase K et al: J Dermatol 44: 1248, 2017
11) Oizumi N et al: J Infect Chemother 7: 191, 2001
12) 松本哲朗ほか：日化療会誌 58: 466, 2010
13) 川島 眞ほか：臨床医薬 31: 143, 2015
14) De Paiva CS et al: Exp Eye Res 83: 526, 2006
15) 大畑恵之：皮膚科の臨床 49: 1219, 2007
16) Garner SE et al: Cochrane Database Syst Rev, 2012 CD002086. doi: 10.1002/14651858.CD002086
17) Inui S, Nakao T, Itami S: J Dermatol Sci 36: 97, 2004
18) 厚生労働省：薬剤耐性（AMR）対策について http://www.mhlw.go.jp/stf/seisakunitsuite/bunya/0000120172.html（2018年6月15日現在）
19) Sato K et al: J Antimicrob Chemother 44: 337, 1999
20) Hayashi N, Kawashima M: J Dermatol 38: 111, 2011

4 美容漢方
―美容皮膚科における漢方薬の役割

野本　真由美

はじめに

近年，抗加齢医学・美容皮膚科領域で漢方薬に対する注目が高まっている．漢方医学の特徴は，「病気ではなく，人を診る」ところにある．皮膚の治療だけでは難治な皮膚疾患に対し，「治療する生体側の条件を整える」という視点をもてば，自然治癒力が高まることで治療効果がより安定し，副作用を回避しやすくなる．

本項では，症状をくり返しやすい痤瘡，酒皶，肝斑について，美容漢方の使い方を紹介する．

漢方医学の基本

(1) 腸内環境を整える

漢方医学は，中医学をもとに日本で独自に発展した「日本の伝統医学」である．近年，抗加齢領域において腸内環境の研究が注目を集めているが，漢方薬は腸内環境に大きな影響を及ぼすことが古くから知られている．漢方薬の多くが配糖体であるため，そのままでは吸収されず，消化管内の腸内細菌によって糖鎖が切られることで吸収され，切られた糖鎖は腸内細菌のよい餌となる[1]．そのため薬効をうまく発揮するには，バランスの良い食習慣で腸内環境を整えることが大切である．また，日本人の腸内環境は他の人種とやや異なることも判明し，日本人の腸内環境に長年適応してきた漢方薬による治療は，日本人に適していると考えられる．

(2) 高い抗酸化力をもつ

漢方薬を構成する生薬は，私たちと同じ自然の中で生きる植物から構成されるものが多い．植物は自然界の天災や害虫から身を守るために，自ら高い抗酸化力を身につけている（表）．その栄養素をサプリメントのように単一で抽出せずにハーモニーとしてそのまま享受する漢方薬は，抗酸化力の低い生体においては高い抗酸化力を発揮し，必要のない生体には大きな影響を及ぼさないという「中庸を保つ」ことがわかった[2]．何かが上がり続けたり，下がり続ける心配がないことは，漢方の魅力のひとつでもある．むくみを解消する漢方によって脱水をおこすことはないのである．

(3) 気・血・水，五臓という要素

漢方医学では気・血・水の3要素により体が構成されていると考える．「気」は生命エネルギー，「血」は血液，「水」は血液以外の液体（リンパ液，消化液など）を指す．この3要素が過剰になるか，不足するか，めぐりが悪くなると，さまざまな不調がおこり，病気を発症しやすくなると考える．漢方医学は，この3要素のバランスを整えて生体の状態を向上させるため，病気を予防するだけでなく，西洋医学で行われる侵襲性・即効性のある治療と組み合わせると，治療をより成功に導きやすくなるという特徴をもつ．

また東洋医学では，人の臓器を五臓六腑に分類して考える．皮膚は五臓の「肺」に分類されるが，「肺の治療をしても改善しない場合は，肺の上位にあたる脾（消化管）を治療しなさい」という教えが古くからある．実際に，皮膚の慢性炎症性疾患は消化管を整える治療を行うと改善がみられることをしばしば経験する．

美容漢方の実際

(1) 尋常性痤瘡

尋常性痤瘡のガイドライン[3]では，漢方薬はC1（選択肢の一つとして推奨する）に分類され，炎症性皮疹の治療として荊芥連翹湯（ケイガイレンギョウトウ），十味敗毒湯（ジュウミハイドクトウ），清上防風湯（セイジョウボウフウトウ）が推奨されている．尋常性痤瘡は多因子疾患であるため，難治な場合は皮膚以外もみて適した漢方薬を併用するとよい．

表　植物中の活性酸素消去作用や抗酸化作用を示す物質

・アントシアニン	・ポリフェノール類	・ジアントロン類
・遊離没食子酸	・フェノール配糖体	・フラボノイド
・糖類	・ジテルペノイド	・アスコルビン酸
・カフェ酸誘導体	・サポニン	・カテキン
・アントラキノン類	・タンニン類	・モノテルペン配糖体
・フェノール類	・ステロイド	・精油
・アルカロイド	・トコフェロール	・リグナン
・カロテノイド		

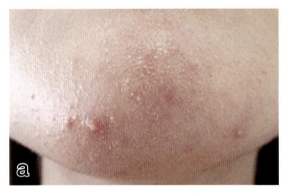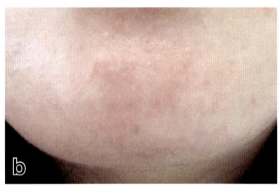

図1　症例1（十味敗毒湯）：21歳，女性
（a：服用前，b：3週間後）月経前に悪化し，皮膚バリア機能低下を伴う．

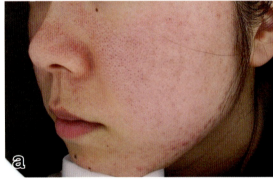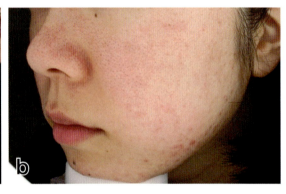

図2　症例2（芍薬甘草湯）：26歳，女性
（a：服用前，b：2週間後）皮脂の過剰分泌による赤みの改善と毛孔の縮小がみられる．

①バリア機能の低下を伴う場合

　レチノイドや過酸化ベンゾイルの外用で皮膚の刺激が懸念される場合に，十味敗毒湯を用いると外用の刺激を感じにくくなる[4]（図1）．

②皮脂分泌過多の場合

　抗アンドロゲン作用のある芍薬甘草湯（シャクヤクカンゾウトウ）を使用する（図2）．ただし，長期使用は偽性アルドステロン症の懸念があり，注意を要する．

③性ホルモンバランスの異常を伴う場合

　月経前の皮疹悪化，月経痛，月経不順，多囊胞性卵巣症候群を伴う場合に，桂枝茯苓丸（ケイシブクリョウガン）（図3），加味逍遙散（カミショウヨウサン），当帰芍薬散（トウキシャクヤクサン），温経湯（ウンケイトウ）などを体質から選ぶとよい．皮膚症状と同時に，月経関連のトラブル，便通，イライラなどの改善がみられることが多い．

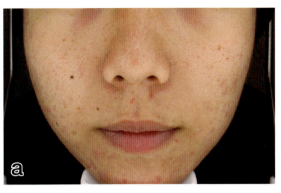 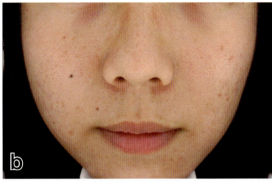

図3 症例3(桂枝茯苓丸):19歳,女性
(a:服用前,b:6週間後)月経前の悪化,月経不順あり.痤瘡とくすみの改善がみられる.

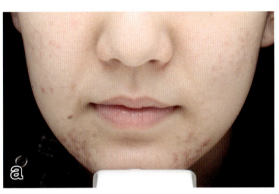 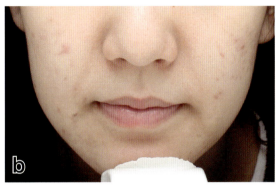

図4 症例4(十味敗毒湯,六君子湯):28歳,女性
(a:服用前,b:3カ月後)成人発症の痤瘡で十味敗毒湯だけでは難治.食後の胃もたれがあり,六君子湯の併用で改善.

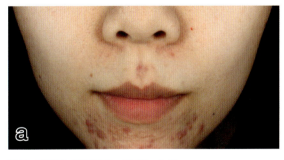 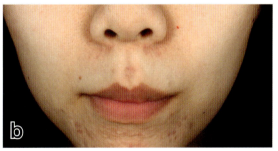

図5 症例5(柴苓湯):26歳,女性
(a:服用前,b:7週間後)ストレスがあり難治.痤瘡瘢痕になりやすい.最初の2週間だけ1.5倍量で投与.

④消化管の不調を伴う場合[5)]

痤瘡に限らず,消化管の入り口である口周りに皮疹が多い場合や,胃の不調,口内炎などがある場合には,六君子湯(図4)や半夏瀉心湯を使用する.消化管の不調を改善すると,皮膚が同時に改善することがある.

⑤ストレスで悪化する場合

柴胡を主薬とする処方群を「柴胡剤」とよび,ストレスから生じる自律神経の乱れを整える作用がある.柴胡加竜骨牡蛎湯,四逆散,柴苓湯(図5),抑肝散,加味逍遙散などを,体質をみながら処方する.

(2)酒皶

中年以降に主として顔面に生じる原因不明の慢性炎症性疾患であり,難治性であることが多い.環境因子に大きく左右されるため,紫外線,気温

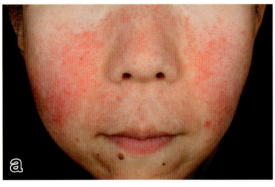 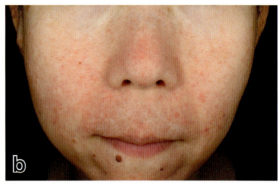

図6 症例6（越婢加朮湯，桂枝茯苓丸）：51歳，女性
（a：服用前，b：3カ月後）10年来の顔の赤みでステロイドの外用歴あり．ほてりの症状あり．

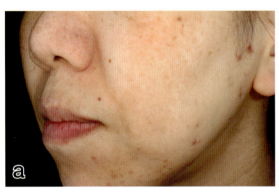 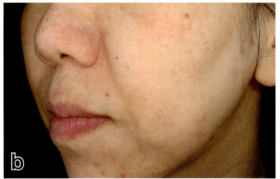

図7 症例7（当帰芍薬散）：51歳，女性
（a：服用前，b：5カ月後）フェイスラインの痤瘡と更年期の月経不順あり．肝斑と痤瘡の改善がみられる．

差，外用薬やスキンケア・メイク等によるほてり感，ヒリヒリ感，痒みを容易に感じることが多く，皮膚の内側から炎症をコントロールすることが大切である．慢性炎症が続いた皮膚には浮腫を伴うことが多く，高い抗炎症作用と利水作用をあわせもつ越婢加朮湯（エッピカジュツトウ）が第一選択である（図6）．経過が長い疾患では血（けつ）のめぐりが悪く微小循環障害を生じやすいため，桂枝茯苓丸（ケイシブクリョウガン）などの処方を組み合わせることもある．

(3) 肝斑

肝斑は紫外線で増悪し，内分泌的な影響を受けやすい女性に発症しやすい．そのため抗酸化力があり，性ホルモンバランスを整える漢方薬を用いると，病勢自体が下がることをしばしば経験する．体質に応じて，当帰芍薬散（図7），桂枝茯苓丸，補中益気湯（ホチュウエッキトウ）で治療をした報告がある[6]．漢方薬で肝斑が改善すると同時に，皮膚のくすみ，月経痛，更年期障害，便通などが改善することが多い．

おわりに

美容皮膚科では，治療に反応が悪かったり，症状をくり返す疾患も多く，医師の力だけで治そうと思うと，時にうまくいかないことがある．そのような時は，「医師が治療して治す」から「患者が自ら治る力を高める」という視点をもつことが大切であると思う．

漢方医学では「漢方薬」と「養生」の組み合わせで初めて治療が成立する．美容皮膚科領域の養生とは，スキンケアやメイクの指導を主軸として，食事や生活習慣の指導，ストレスのマネジメントなどであろう．漢方薬の服用と養生を実践して生体の自然治癒力が働けば，美容皮膚科で行う創傷治癒を利用したレーザーや光治療の効果を高めることができる．「治る力は，患者の中にある」と

いう漢方医学の教えを実感する瞬間である．

　最後に，日本の伝統医学である漢方の"考え方"を美容医療に取り入れれば，ダウンタイムを嫌う日本人に適した美容治療ができるのではないかと思う．生薬が構成する漢方薬による治療は，1＋1＝2というコンビネーションではなく，それ以上を期待できるハーモナイゼーションである．生薬による組み合わせの妙があるように，その人に適した美容治療，ときに漢方薬，養生指導の組み合わせの妙があり，それらが治療の効果を安定させ，思わぬ副作用を回避させる．私たちの先祖の智恵は，日本の美容医療でもっと活躍できることを伝えていきたい．

Key words

漢方，痤瘡，酒皶，肝斑

参考文献

1) 服部征雄：腸内細菌誌 26: 159, 2012
2) Nomoto M: Altern Integ Med 5: 225, 2016（doi: 10.4172/2327-5162.1000225）
3) 林 伸和ほか：日皮会誌 118: 1893, 2008
4) 今村知代ほか：医学と薬学 73: 1017, 2016
5) 盛岡頼子，近田直子，佐藤 弘：日東医誌 63: 191, 2012
6) 小林裕美，石井正光：漢方と最新治療 18: 37, 2009

第3章 医薬品・化粧品の知識

5 普段使いの化粧品など
―ファンデーション・口紅，二重まぶた化粧料・カラーコンタクトレンズ

曽山　聖子

はじめに

「美しくなりたい」と希望する心理を手軽に叶える手段の一つとして，化粧がある．近年は男女問わず使用され，化粧品の種類もさまざまである．スキンケア化粧品が皮膚を健康に保ち維持するのが目的なのに対して，ファンデーションや口紅などのメークアップ化粧品は積極的に外観を彩り，容貌を美しく飾るという異なる性格をもっている．化粧は自己の心理に作用する効果と他人の心理に作用する対人効果があり，さらに化粧によりストレスを軽減することも明らかになっている[1]．今回はメークアップ化粧品であるファンデーション，口紅とともに近年使用者が急増している二重まぶた化粧料とカラーコンタクトレンズについて概説する．

ファンデーション

毛穴や赤み，シミなどをカバーし肌をより美しくみせるため，また，近年の美容医療の発展に伴いレーザーや光治療後のダウンタイム症状をカバーするため，さらに，白斑や血管腫，太田母斑，癌治療による肌のくすみ，外傷後瘢痕などをカバーし，自分らしく日常をすごすためにも，ファンデーションは欠かせない化粧品である．

ファンデーションにはリキッドタイプ，クリームタイプ，スティックタイプ，パウダータイプや水あり・水なしのどちらでも使える両用パウダータイプなどさまざまなタイプが存在し，皮膚症状や好みのテクスチャーで使い分ける．

疾患や外傷などにより肌に深い悩みをもつ方々は専門教育を受けたメーキャップケアリストによるカバーメーキャップ指導を行う専門施設[2]の利用を提案するのも一つの手段である．また，われわれ医療従事者側も疾患を治すだけではなく，根本的な治療とは異なるが，カバーメーキャップがQOLを向上させるということを理解したうえで，患者の気持ちに寄り添っていく必要がある．

◆ 主な疾患ごとのファンデーションの選び方
(1) 痤瘡

ノンコメドジェニックテスト済みのファンデーションが好ましい．ノンコメドジェニックテスト

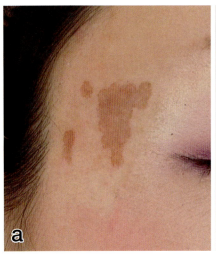
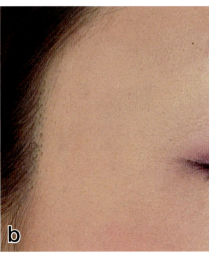

図1　Qスイッチルビーレーザー施行後のカバー例
(a) 2日後の臨床像
(b) 部分用カバーファンデーションでカバーしたもの

とは，痤瘡の第一段階であるコメドが形成しにくい成分を使っている化粧品の総評で，皮脂腺の多い人の背中に化粧品を数回塗布し，組織学的な検査を行いコメド形成能を評価・判定し[3]，クリアした化粧品のみ表示が可能である．一方ノンコメドジェニック処方とは，ニキビができやすい成分を使用していないという意味合いで記載される．隆起のある痤瘡はやや硬めのリキッドファンデーションやコンシーラーを塗布し，中央は触らず周囲を指やアイシャドーなどに付属しているチップでなじませるとカバーしやすい．また，皮膚の刺激やアレルギー反応が出やすい成分は使わず，メイクオフにクレンジング剤が必要ないパウダータイプのミネラルファンデーション（ビューティフルスキン®，スキンキュア・ラボ）も推奨できる．

(2) 痂皮

レーザー後の絆創膏保護がレーザー治療のハードルとなることがあるが，安全に痂皮の上にも使用でき，紫外線防止効果もあり，絆創膏を貼付するよりはるかに目立たず，患者の心理的負担を軽減することができる部分用カバーファンデーション（ナビジョンスポッツカバー®，資生堂）が推奨される[4]．指やアイシャドーなどに付属しているチップを用いて部分用コンシーラーを優しく重ねづけし，周囲をなじませるとカバーしやすい（図1）．

(3) 赤ら顔

施術のダウンタイムや酒皶などで顔全体に赤みが拡がっている場合はリキッドファンデーションを直接スポンジの広い範囲につけて擦らないように重ねて塗るのがカバーするポイントである（図2）．摩擦により皮膚に刺激を与えにくい肌当たりの優しいスポンジを選択することも重要だ．

(4) 白斑

メラニン色素を演出するリキッドファンデーション（パーフェクトカバーファンデーションVV®，資生堂）で，量を調節することによりさまざまな肌色に対応できる．色の濃さを確認しながら重ねづけし，白斑の境目をはみ出さないように仕上げるのが自然にカバーするコツである．

(5) 太田母斑や血管腫，瘢痕

太田母斑や血管腫といった色味の強い肌色に対して，補色の色光を有する干渉粉体を用い薄つきながら色彩補正が可能なファンデーション（パーフェクトカバーファンデーションMV®，資生堂）が有効である．広い範囲は指先で伸ばし広げ，狭い範囲は重ねるようにつける．厚塗りにならないため自然にカバーできる．また瘢痕等の深い凹凸

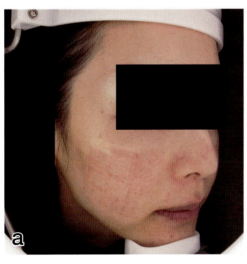 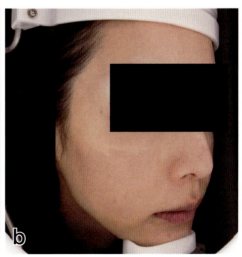

図2 CO_2 フラクショナルレーザー施行後のカバー例
(a) 2日後の臨床像
(b) リキッドファンデーションでカバーしたもの

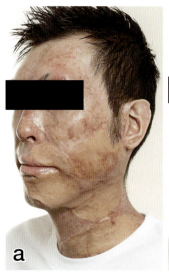
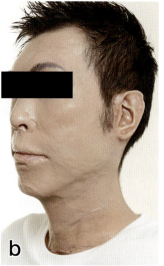

図3 熱傷後瘢痕のカバー例（資生堂 ライフクオリティー ビューティーセンター提供）
(a) カバー前
(b) カバー後

に対しては部分的にハードタイプのファンデーション（パーフェクトカバーファンデーションBMハードタイプ®，資生堂）を指でなじませ，ブラシで埋めるとよい（図3）。

口紅・リップグロス

唇は角層が非常に薄いため経表皮水分蒸散量が多く，非常に荒れやすい部位である．また年齢とともに唇のボリュームが減り，縦じわも増え，色素も薄くくすんでくることにより年齢が現れやすいためにリップケアは必要である．リップケアとともに自分好みの色や質感，つやなどに合わせて口紅を選択する．唇のゴールデンバランス理論[5]に基づいてリップペンシルでアウトラインをデザインし口紅やリップグロスでつやを出すことで年齢が目立ちにくくなる．近年は唇のボリュームを出すタイプのペプチド配合グロス（ラシャスリップス®，PRSS Japan）も人気である．

唇に口蓋裂や外傷があり不対称な場合は，まずファンデーションやコンシーラーでアウトラインをカバーし，輪郭をデザインしてバランスを補正するとよい．

従来目元の化粧品としてアイシャドウやアイライナー，マスカラなど使用されているが，近年使用者が増えているとともにトラブルの報告も増えている二重まぶた化粧料，カラーコンタクトレンズについて述べる．

二重まぶた化粧料

二重まぶた化粧料とは，一重や奥二重をぱっちり大きくみせるためや，左右の二重のバランスを整えるために使用されるものである．一般的に有名な「アイプチ®」はイミュ株式会社の登録商標で，1967年（昭和42）より販売されている．

のりタイプ（貼り付けるタイプ，貼り付けないタイプ），テープタイプ（片面タイプ，両面タイプ），テープタイプがありゴムラテックス・アクリル系接着剤・コポリマーアンモニウムを主成分とするものが多い．気軽にメークアップ感覚で目元の印象を変えることが可能なため，若年層を中心に人気であるが，つけまつ毛での接触皮膚炎の報告同様[6]，二重まぶた化粧料の接触皮膚炎も注意が必要である．

カラーコンタクトレンズ

カラーコンタクトレンズは度ありと度なしが存在し，虹彩または瞳孔の外観（色・模様・形・大きさ）を変え，美容を目的とするコンタクトレンズである．2012年に日本コンタクトレンズ学会

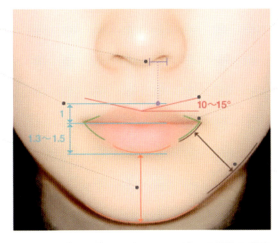

図4 唇のゴールデンバランス理論[5]（資料提供：資生堂）

が行ったカラーコンタクトレンズによる眼障害調査では，コンタクトレンズ全体の眼障害の調査結果よりも高く，原因としてカラーコンタクトレンズは透明なコンタクトレンズに比較して酸素透過性が低く，着色部位により角膜や結膜を擦る可能性があるなど，レンズ自体の安全性の問題や，正しいケアが行われていないことが原因と考えられる[7]．カラーコンタクトレンズには前面プリント，後面プリント，サンドウィッチ方式があり，前面・後面プリントは色素が直接角膜や結膜に触れるため好ましくないという意見もある[8]．"デカ目カラコン"とよばれる大きいサイズのカラーコンタクトレンズも流行しているが，小さいサイズと比較して角膜浮腫を生じやすいという報告[9]もあり，また白目と黒目の黄金比（瞳の黄金比率®，図4）[10]からも大きすぎるカラーコンタクトレンズは適切ではない．カラーコンタクトレンズはインターネットで入手することが多く，眼科を受診せずに正しい使用方法を理解しないまま利用している人が多い．カラーコンタクトレンズは手軽に瞳の黄金比率に近づけ魅力的にみせることが可能である．しかし安全で品質の高いカラーコンタクトレンズが眼科医により適切な指導のもとに正しく処方され，適切な使用方法を守る必要がある．

図5 瞳の黄金比率®とされている割合[10]
（資料提供：ジョンソン・エンド・ジョンソン ビジョンケア カンパニー）

文献

1) 森地恵理子ほか：日本福祉大学情報社会科学論集 9: 111, 2006
2) 資生堂ライフクオリティービューティーセンター http://www.shiseidogroup.jp/slqc/
3) 日本化粧品技術者会編：化粧品事典，丸善，東京，p.474, 2003
4) 服部英子ほか：Aesthetic Dermatol 19: 350, 2009
5) 資生堂ワタシプラス：口元ゴールデンバランス理論 http://www.shiseido.co.jp/sw/beautyinfo/DB008059/
6) Mimura T: Cutan Ocul Toxicol 32: 89, 2013
7) カラーコンタクトレンズの安全性－カラコンの使用で目に障害も－日本の眼科 85: 184, 2014
8) 田中英成：日コレ誌 52: 297, 2010
9) 月山純子ほか：日コレ誌 58: 206, 2016
10) ジョンソン・エンド・ジョンソン株式会社 ビジョンケア カンパニー http://acuvue.jnj.co.jp/corp/press/pdf/p0138.pdf

第4章

患者指導

第4章 患者指導

1 スキンケア・サンスクリーン剤の患者指導

澤田 美月

はじめに

スキンケアは皮膚科の basic therapy である．洗浄・保湿・遮光が基本になる．本稿ではスキンケア・サンスクリーン剤の患者指導について要点をまとめる．

洗顔（洗浄）のポイント

「ゴシゴシ洗わない」
「洗浄温度は適切に」
「洗い残ししやすい部分を意識して流す」
「ゴシゴシ拭かない」

洗顔料はよく泡立てる（図1）．十分に泡立てると少ない洗浄剤量ですむので効率的に洗浄でき，高濃度の洗浄剤が直接皮膚に触れなくなるため刺激性も低くなる．その泡を潰さないように洗顔する．皮膚にシワが寄らないよう指を揃えて大きな円を描くように動かすことで，手と顔の皮膚との物理的な摩擦刺激を減らすことができる．洗顔料をうまく泡立てることができない場合には，泡ポンプ式の洗顔料を使用するとよい．浴室で使用する泡立てネット，タオルやスポンジを用いて泡立てる場合は，清潔が保たれているか確認が必要である．入浴時に使用したタオル・スポンジによって発症した緑膿菌性毛包炎の例や，入浴時に体を洗うためのスポンジを共有していた母娘の緑膿菌性毛包炎の報告がある[1, 2]．

すすぎ時の水温は高すぎると経表皮水分蒸散量（TEWL）が増えてセラミドが流出するため，洗顔は35℃程度のぬるま湯がよい（図2）．浴室でメイク落としや洗顔をする場合，シャワーの温度設定が高すぎることがあるので，洗顔する場所（浴室か洗面所か）や水温について患者へ確認する．

洗顔料を流す回数が5～10回程度では，目視では泡が消えていても，生え際やこめかみに洗い

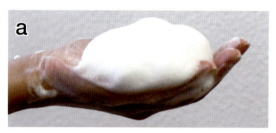
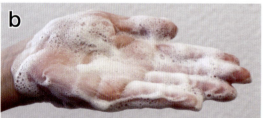
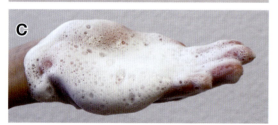

図1 洗浄剤の泡立て（良い例と悪い例）
（a：よい例）弾力のある細かい泡．
（b，c：悪い例）泡立て不足である．

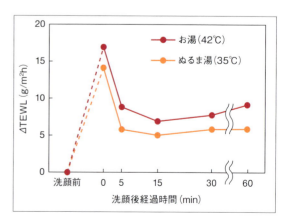

図2 洗浄する温度による経表皮水分蒸散量の違い
すすぎ時の水温が高いと経表皮水分蒸散量（TEWL）は多くなる．

1 スキンケア・サンスクリーン剤の患者指導

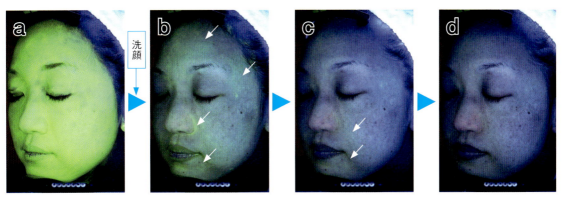

図3 すすぎの回数による洗い残し
顔の中心5回，額・こめかみ5回のすすぎでは見た目には泡がなくなっているが，鼻唇溝や顎に洗い残しがある．
(a) 洗顔前．
(b) 顔の中心5回：額，こめかみ，小鼻，顎の下などに洗い残しがある．
(c) 額・こめかみ5回：顎に洗い残しがある．見た目には泡はなくなっている．
(d) 顎の左・右・下各3回：洗い残しがない．

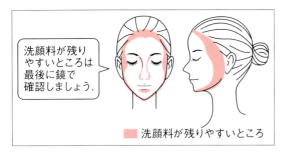

図4 洗顔料が残りやすい部位
髪の生え際，鼻のまわり，唇の下，フェイスライン（耳前部～顎下まで）に洗顔料が残りやすいので，意識して流すようにする．

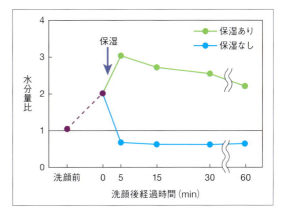

図5 洗浄前後での水分量比
洗浄すると皮膚は洗浄前よりも乾燥する．洗顔後すぐに保湿することが望ましい．

残しがある場合がある（図3）．手を大きく動かし，鼻翼，生え際やこめかみなどの洗い残ししやすい部分を意識して流すようにするのが大切である（図4）．

水気を拭く際にはこすっていないかを必ず確認し，タオルで軽く押さえるように指導する．

保湿のポイント

「洗浄後すぐに行う」
「剤形の異なるものを重ねてつける（水分蒸散を抑制する）」

洗浄により皮膚は三大保湿因子（皮脂・天然保湿因子・角質細胞間脂質）が減少してしまうため，洗浄後すぐに保湿をするのが望ましい（図5）．

保湿機序は主に3つ（湿潤・柔軟・蒸散抑制）に分けられる（表）．湿潤（humectant）は皮膚に水分を与え，乾燥を防止する目的で用いる吸収性の高い水溶性の物質で，グリセリンに代表される多価アルコールがもっとも多く用いられる．柔軟（emollient）は皮膚の表面に残存し，油性感や保湿感，柔軟感を付与する目的で用いられ，高級アルコールやエステルが一般的である．蒸散抑制（occlusive）は皮膚から水分が蒸散するのを抑制するために使用され，ワセリンに代表される油性成分が一般的である．このように剤形の異なるものを重ねて水分蒸散の抑制を試みると，長い時間

109

表 保湿剤の剤形別機能

保湿機序		成分	水	保湿剤				
				化粧水	ジェル	乳液	クリーム	軟膏（ワセリン）
湿潤 humectant	角層に水分を補う	多価アルコール（グリセリン），アミノ酸，水溶性高分子（ヒアルロン酸）など	◎ 浸透性が低い	◎	◎	○		
柔軟 emollient	角層の水分を保持する	セラミド，コレステロールエステル など			△	○	○	
蒸散抑制 occlusive	皮膚からの水分蒸散を防ぐ	スクワラン，ワセリンなど			△	○	◎	◎

多　い← 　　水性成分の配合量　　 →少ない
少ない← 　　油性成分の配合量　　 →多　い

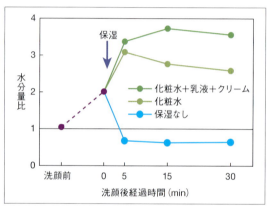

図6　保湿の程度による水分量比の変化
異なる剤形を重ねて保湿をすることで，長い時間高保湿が保てる．

高保湿が保てる（図6）．

　化粧水は手掌全体で皮膚に密着させるように，顔の中心から耳前部までなじませる．鼻唇溝などくぼんだ部分は指を使ってなじませる．乾燥が気になる部位には重ねづけをする．皮膚炎がある場合には，コットンを用いてパッティングするのは刺激になりうるので勧められない．皮膚が過敏になっているときには，水っぽい物質がしみて刺激を感じることがあるので，その場合は無理して化粧水をつけなくてよいと伝える．乳液やクリームや化粧下地についても摩擦を最小限にするため，頬の数カ所に置き分けて，指の第2関節までの広い面を使ってなじませていく．さらに皮膚への摩擦を減らす必要に迫られたときには（もったい

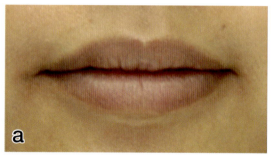

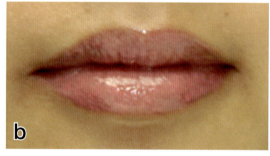

図7　口唇への保湿（資料提供：PRSS Japan）
（a：使用前，b：使用後）ラシャスリップスは使用後数分で，唇を最低1.6 mm以上ふっくらさせる効果を少なくとも80％の被験者が体感し，その効果が最長4時間持続される．長時間保湿を持続できる．

ない量になるが），両手掌に適量よりやや多い量の保湿剤をのせ，体温で温めて保湿剤の伸びを良くして，手のひらで皮膚を包み込むように優しく触れる．眼周囲はとくに皮膚が薄いので第4指腹を用いて優しく，こすらないように，すり込まないよう外用する．口唇へも保湿を忘れないようにする（図7）．

痤瘡患者へは「ノンコメドジェニックテスト済み」という単語の説明を必ず伝えて，記載されている商品から選ぶように指導している．しかし「○○テスト済み」という単語を過信しすぎないことも大切だと加えて説明する．低刺激性化粧品には，パッチテスト済み，アレルギーテスト済みやノンコメドジェニックテスト済みなど，さまざまなテスト内容が書いてある．しかし最後には必ず「すべての人にアレルギーが起きないわけではありません」や「すべての人にニキビができないわけではありません」などと書かれている．ノンコメドジェニックテスト済みの化粧品を選んでも，面皰が増える場合がある．その場合は使用を中止するように伝える[3]．

サンスクリーン剤（遮光）使用のポイント

「適切な量を塗る」
「2回塗る」
「塗り直す」
「さまざまな剤形を使い分ける」

サンスクリーン剤の自己判断による使用量は，推奨使用量よりも少ない傾向にある．一般人の約3割は使用量をとくに意識せず，べたつかない，白くならないなどの使用感で使用量を決めている．Teramuraらの報告によると，サンスクリーン剤は2度塗りすると推奨使用量（$2\,\text{mg/cm}^2$）に達するので，重ね塗りにはメリットがある（図8）[4]．汗や摩擦などで一般的なサンスクリーン剤はとれてしまうため2～3時間おきに，海やプールの時は30分おきに塗り直すのが望ましい．最近では水や汗に触れると撥水性が高まり，強固で均質な膜を形成して紫外線防御効果が落ちることなく，むしろ高まる技術を用いたサンスクリーン剤

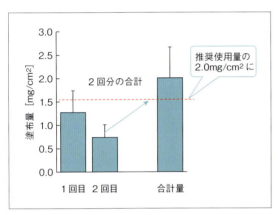

図8 サンスクリーン剤重ね塗りのメリット（文献4より引用，一部改変）
サンスクリーン剤は2度塗りすれば推奨使用量に達するので，重ね塗りはメリットがある．

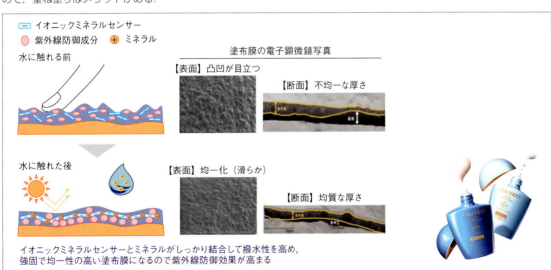

図9 ウェットフォースのメカニズムと膜の電顕像（資料提供：資生堂）
水道水や海水，汗に含まれるカルシウムイオンやマグネシウムイオンなどのミネラルと結合して日焼け止めの撥水性を高めるとともに，強固で均質な厚さかつ滑らかな塗布膜にする．
子どもや敏感肌向けの商品もある（写真右：資生堂 パーフェクトUVプロテクター，資生堂 パーフェクトUVプロテクションS）．

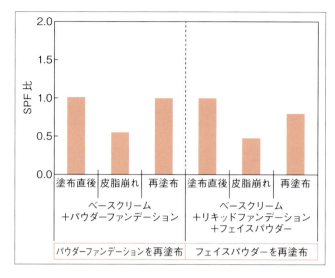

図10 ベースメイクの皮脂崩れとメイク直しによる効果
メイク直しでパウダーファンデーションやフェイスパウダーを再塗布すると，ある程度遮光効果を取り戻すことができる．

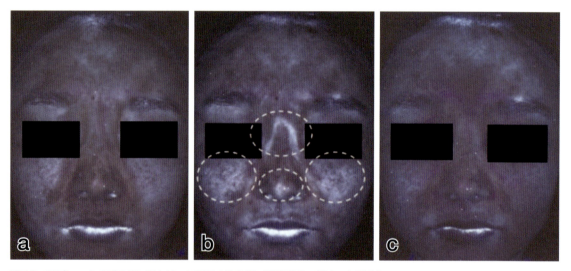

図11 スプレータイプのサンスクリーン剤による効果（資料提供：日本ロレアル）
(a) 朝10時のUV防御膜の状態
(b) 5時間経過後の状態：頬や鼻の上下に剥離が出てくる
(c) スプレーでリタッチ
スプレータイプのサンスクリーン剤は，塗布量が他の剤形と比較して少なくなりがちである．この剤形のみでは遮光対策が不十分になる可能性がある．ベースになる遮光対策はクリームや乳液の剤形を使用し，塗り直し対策としてスプレー製剤で補完するのがよいだろう．また，きれいにムラなく塗布するには正しい使い方の指導も必要である．

があり，選択肢のひとつになるだろう（図9）．体は塗り直せても，顔に化粧をしているときはファンデーションを落としてサンスクリーン剤を塗り直すのは非現実的（面倒）である．その場合はティッシュなどで押さえるように皮脂を取った後，遮光効果を有するパウダリーファンデーションや粉を塗布すると，ある程度遮光効果を取り戻すことができるので，日常的にはこのような使い方が現実的だと思われる（図10）．スプレータイプのサンスクリーン剤を化粧の上から噴霧するのも簡便で取り入れやすく，髪や頭皮にも遮光対策ができる（図11）．メイクアップをしない場合でも，光の乱反射を利用して皮膚をきれいにみせるサンスクリーン剤などもある（図12，13）．

1 スキンケア・サンスクリーン剤の患者指導

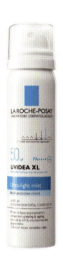

図12 さまざまな剤形のサンスクリーン剤
(資料提供:日本ロレアル)
ラ ロッシュ ポゼ UVイデア XL プロテクションミスト:スプレータイプのサンスクリーン剤.顔だけではなく髪や頭皮にも直接噴霧ができる.高い紫外線防御効果と大気汚染対策が可能で,石鹸で落とすことができる.

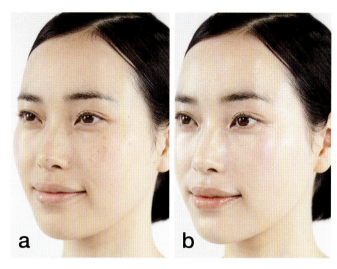

図13 トーンアップテクノロジーを利用したサンスクリーン剤による効果(資料提供:日本ロレアル)
(a:素顔,b:塗布時*)
ラ ロッシュ ポゼ UVイデア XL プロテクショントーンアップを使用.光を乱反射し,肌をきれいにみせる.SPF50+,PA++++.石鹸で落とせる.
(*メイクアップ効果による仕上がりイメージ)

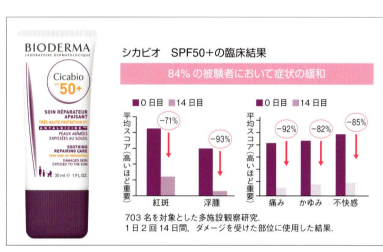

図14 ダメージ肌にもよいとされる日やけ止め保護クリーム
ビオデルマ シカビオ SPF50+
(資料提供:NAOS JAPAN ビオデルマ事業部)
臨床データによると赤みやひりつきのある肌へもアプローチが可能で,炎症後色素沈着の軽減がみられた.

忘れがちなのは口唇への遮光対策である.遮光効果のあるリップクリームを取り入れるのがお勧めである.

環境への配慮を

近年,オキシベンゾンやオクチノキサートなどの紫外線吸収剤によるサンゴの生育不良や白化の報告が散見される[5].2018年5月,米国ハワイ州ではサンゴ礁に有害な化学物質を含むサンスクリーン剤の販売を禁止する法案を可決した.海水浴の際には紫外線散乱剤を用いたサンスクリーン剤を選択するなど,環境への配慮が必要になる.

おわりに

スキンケアの基本は刺激や摩擦を極力避けることであり,手を用いて丁寧に心地よいと感じる程度にとどめることが大切である.肌をきれいにしたいと思う熱心な気持ちが裏目に出て,こすりすぎ,触りすぎ,揉みすぎ,力の入れすぎにならないよう留意したい.

最近では洗浄・保湿・遮光というスキンケアの垣根を越えた商品が増えてきた．洗うことで皮膚のバリア機能を高める成分が含まれる洗浄料や保湿効果の高いサンスクリーン剤などである（図 14）．洗わないスキンケア指導は過去のものになり，さまざまなライフシーンに合わせてスキンケアを選択することが可能になってきている．

Keywords

スキンケア，サンスクリーン剤，化粧品，座瘡，アトピー性皮膚炎

文献

1) 松尾智央, 堀尾 武 : 皮膚の科学 6: 284, 2007
2) 中村かおり, 寺木祐一, 伊崎誠一 : 皮膚臨床 50: 1247, 2008
3) 澤田美月 : MB Derma 259, 35, 2017
4) Teramura T et al: Clin Exp Dermatol 37: 904, 2012
5) Downs CA et ai: Arch Environ Contam Toxicol 70: 265, 2016

参考資料

1) 常盤薬品工業株式会社 : スキンケア説明書（図 1 〜 6, 10，表）

第4章 患者指導

2 喫煙と皮膚老化の関係は？ エビデンスはありますか？

森田　明理

はじめに

　喫煙は，心血管障害や肺疾患などに関係するが，皮膚老化につながることも明らかとなってきた．喫煙が皮膚に及ぼす影響としては，まず皺や皮膚が浅黒くみえること，オレンジ皮のような皮膚になることがあげられる．その他，喫煙者にみられる皮膚の変化として，表1[1]にあげられるような名前のついたものもある．いくつもの大規模な疫学的な調査の結果から，明らかに喫煙と皮膚老化の関係が見出され，外的な皮膚老化の要因として紫外線に次いで，喫煙はもっとも大きな外因性の原因と考えられている[2]．

喫煙と皮膚老化

　喫煙と皮膚の老化が関与することは，1971年にDaniellによる大規模な疫学的調査[3]のほか，Kadunceらの疫学的調査では，喫煙が，年齢，性別，日光曝露時間などのほかの因子とは別に，皮膚の老化に関与する因子であることが示された[4]．

　本邦においても，筆者らが，83人（男性48人，女性35人，23〜95歳）に，年齢，喫煙，日光曝露，飲酒，日常生活などを質問して，クロスセクションを用い，皺形成との関与を検討した．皺は，目尻の皺を数えるDaniell scoreを用いて数値化した．

　段階的重回帰分析を行った結果，年齢，喫煙，日光曝露のおのおのが有意に皺形成に関与することが明らかとなった．さらに，ロジスティック回帰解析を用いてオッズ比を算定した結果，喫煙者（35 pack-year以上のヘビースモーカー．なお1 pack-yearとは，毎日1箱1年間喫煙）では，非喫煙者に比べ5.8倍の相対危険率があることが明らかとなった．この結果は，Daniellが検討した際に得られた50 pack-year以上の喫煙者で4.7倍の相対危険率に近い値である．喫煙と日光曝露の2つの環境因子があれば，喫煙（35 pack-year以上）と日光曝露（毎日2時間以上）の場合，非喫煙者で日光曝露（毎日2時間未満）の人と比べると11.4倍の相対危険率が得られた．

表1　喫煙者にみられる皮膚の変化（文献1より引用，一部改変）

名　前	特　徴
harlequin nail	突然禁煙をした際にみられる爪の変化で，爪の近位では新しいピンク色の爪がみられるのに対して，遠位では黄色調の色素を伴った爪がみられ，しかもその境が明らか
smoker's comedones	光老化でみられるFavré-Racouchot症候群と同様の大きなコメド形成
smoker's face	深い皺と細かい多数の皺 顔面の骨が目立ってやつれた形相 萎縮した灰色の皮膚 オレンジがかった赤紫色の顔色
smoker's melanosis	歯肉のメラニン沈着
smoker's moustache	ヘビースモーカーでみられる茶褐色のひげ
smoker's nail	爪の黄色調の変化
smoker's palate	口腔粘膜の灰白色の変化
smoker's tongue	ピンク調の白板症

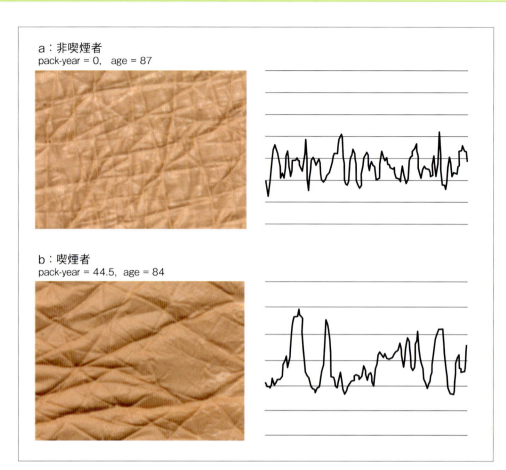

図1 非喫煙者と喫煙者の代表的な皺のレプリカ
(a) 87歳，非喫煙者の皺のレプリカ．(b) 84歳，44.5 pack-yearの喫煙者の皺のレプリカ．bでは，大きく深い皺がみられる．

これらの検討から，皺形成の環境因子として喫煙が大きく関わることが明らかとなった[5]．皺の定量化をするためにシリコンレプリカを用いて，皺のレプリカを採取し，コンピュータ解析を行った．図1にその代表的なレプリカを示すが，44.5 pack-yearというヘビースモーカーでは，レプリカでは明らかに深い皺が観察でき，コンピュータ解析では皺が不均一で，しかも深いことが明らかである．この現象は喫煙量が増えるほど有意に増強することも明らかとなった．

メカニズム解析

筆者らは，喫煙による皮膚老化の機序を明らかにすることを目的とし，タバコ煙を水溶化し正常人培養線維芽細胞に加えることでメカニズム解析を行った[6,7]．正常人培養線維芽細胞にタバコ煙抽出液を加えたところ，コラーゲンタイプI・IIIの産生が抑制され，25 μL/mlの濃度ではコラーゲンタイプI・IIIの量は約10％程度に減少した．同時に新生するコラーゲン自体も減少し，25 μL/mlの濃度では対照群に比べて約40％まで減少した．一方，タバコ煙抽出液によって，コラーゲンを分解する酵素のコラゲナーゼの発現は，用量依存的に増強し，25 μL/mlの濃度で最大の発現を認めた．すなわち，タバコ煙抽出液を加えることで，皮膚の線維芽細胞がつくるコラーゲンの産生を低下させ，コラゲナーゼが誘導されることが明らかとなった．また，このコラゲナーゼの増強は，抗酸化剤で有意に阻害されるため，活性酸素がその機序として関与していることが示唆された．

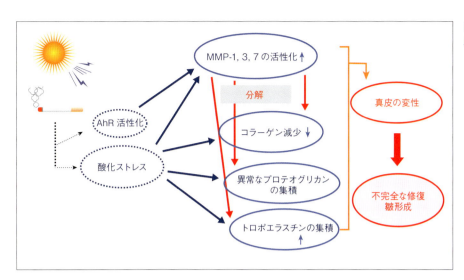

図2 環境因子による皮膚老化のメカニズム

タバコ煙には約3,700の物質が含まれているとされ，代表的なベンツピレンなどは，脂溶性のものである．筆者らは，タバコ煙の脂溶性分画（ヘキサン可溶性）を用い，線維芽細胞での解析でaryl hydrocarbon receptor（AhR）の特異的阻害薬によってAhRを介してMMP-1（マトリックスメタロプロテアーゼ-1）の発現がみられることを明らかにした．ケラチノサイトをレンチウイルスshRNAを用いた系AhR knockdownして，ケラチノサイトにおけるタバコ煙抽出液（水溶性・ヘキサン）を添加した結果から，ヘキサン分画では，AhRを介した経路が，その後の遺伝子発現に重要であることが明らかとなった[8,9]．

以上のように，タバコ煙によってひきおこされる皮膚細胞外マトリックスの変化を *in vitro* で解析し，タバコが皮膚の老化に影響を与える環境因子の一つとなりうることを明らかにした．図2に筆者らの解析から明白となったことを示し，まとめた[8,10]．

喫煙による皮膚老化は，本当

喫煙による皮膚の老化という側面をもっと一般の人々にアピールしていくことで，禁煙の推進が可能になるのではないだろうか．筆者らの結果は，喫煙が皮膚の老化に直接関与する可能性を示唆するものである．タバコ煙に含まれる多くの物質中の，とくに水溶性成分で強く働くことが示唆されており，これはすなわち，受動喫煙も皮膚に大きな影響を及ぼすことを意味している．喫煙による健康被害は大きな問題であり，皮膚老化からのアプローチも急務を要するのではないかと思われる．

本稿は月刊Visual Dermatology 2013年6月号に掲載したものを単行本用に一部加筆・修正した．

Key words

喫煙，皺，皮膚老化

文献

1) Freiman A et al: J Cutan Med Surg 8: 415, 2004
2) 森田明理：目で見るアレルギー性皮膚疾患，南山堂，東京，p.370, 2007
3) Daniell HW: Ann Intern Med 75: 873, 1971
4) Kadunce DP et al: Ann Intern Med 114: 840, 1991
5) Yin L, Morita A, Tsuji T: Photodermatol Photoimmunol Photomed 17: 178, 2001
6) Yin L, Morita A, Tsuji T: Nagoya Med J 43: 165, 2000
7) Yin L, Morita A, Tsuji T: Arch Dermatol Res 292: 188, 2000
8) Morita A: J Dermatol Sci 48: 169, 2007
9) Ono Y et al: Exp Dermatol 22: 349, 2013
10) Morita A et al: J Investig Dermatol Symp Proc 14: 53, 2009

第4章 患者指導

3 サプリメントで有効なものはありますか？

松永　佳世子

はじめに

美肌効果を謳った健康食品の市場規模は拡大しているものの，その効果については，エビデンスレベルの高い英語論文はきわめて少ないのが現状である．

筆者らは，閉経後女性を対象に，エクオール（EQL）含有大豆発酵食品（S体 EQL 10 mg，30 mg/日）を12週間継続摂取させたときのEQLの肌の老化に対する有効性と安全性を二重盲検化プラセボ対照群間並行比較試験により検討し，その優れた臨床試験成績を得て[1]，その効果と安全性について報告してきた[2, 3]．EQLを含む製品は2014年4月に大塚製薬より「エクエル®」として発売され4年が経過した．本項では，その有効性および安全性のデータがさらに蓄積されているので，研究の内容を紹介する．

エストロゲンと皮膚

閉経後の女性は，エストロゲンの欠乏により経時的加齢変化の加速度が増し，結果として閉経後5年間で，およそ30％の真皮コラーゲン量が減少することが知られている[4]．

◆ 大豆成分エクオールとは

大豆はダイゼイン，ゲニステイン，およびグリシテインなどのイソフラボンを豊富に含む．大豆イソフラボンはエストロゲンと類似の構造を有し，エストロゲンレセプター（ER）と結合することによって，エストロゲン様作用を示す．EQLはダイゼインの代謝産物で，腸内細菌によって消化管で産生される（図1）[5]．S体-EQL産生は個々の腸内細菌に依存しており，国によりばらつきがあるが30〜50％の人口が産生し，それは，大豆摂取の頻度に影響される．日本では人口全体の50％が産生できるが，若い女性では20％，中高年女性で51.6％とされている[6, 7]．更年期症状とEQLの関係を調査した結果，症状の重い軽いは摂取した大豆イソフラボンとは無関係で，その代謝産物であるEQL産生者に有意に軽いことが明らかにされた[8, 9]．真皮線維芽細胞と表皮角化細胞はERを発現していることから[9]，EQLがエストロゲンと同様の皮膚の抗老化（アンチエイジング）作用を有することが推定された．

◆ 二重盲検化プラセボ対照群間並行比較試験でEQLがシワに有効

筆者らは閉経後5年以内の女性でEQL非産生

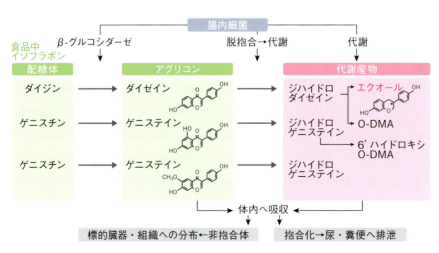

図1　腸内細菌によるエクオールの生合成経路（文献5を元に作図）

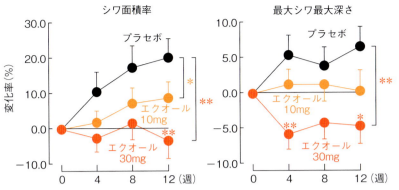

図2 シワに対する効果
結果は，平均±標準誤差（％）で示した．
統計解析は，開始前値および閉経後年齢を共変量とする共分散解析を行い，群間比較はDunnett検定を用いた．
＊：$P<0.05$，＊＊：$P<0.01$

者101名を対象に，EQL1日摂取量を10 mg（EQL10群），30 mg（EQL30群），プラセボ（P群）の3群に分けて，12週間継続摂取し，シワの面積率，深さ，肌水分量，水分蒸散量，肌弾力性を有効性評価項目とする二重盲検化プラセボ対照群間並行比較試験を施行した．安全性評価は婦人科検診，血清ホルモン値，自覚症状，他覚所見などで行った．肌のパラメーターは目尻でシワの測定を，頬で肌水分量，水分蒸散量，肌弾力性を人工気象室において行った．試験を完了したのは，P群：33名，EQL10群：33名，EQL30群：31名であった．被験者の背景において，EQL10群がP群に比し高齢との結果であったが，その他においては，3群間に有意な差は認めなかった．

シワ面積率はEQL10群，EQL30群ともにP群に比し有意に少ない結果であった．試験前に比べて，P群においてシワ面積率が20.2％増加したのに比し，EQL10群は8.9％，EQL30群は-3.4％であった．最大シワ最大深さでは，EQL30群はP群に比較して有意に浅くなっていた（図2）．3群の試験開始時点と12週後の平均的な症例のレプリカ像を図3に示す．EQL30群は前後で明らかな改善を認めた．肌水分量，水分蒸散量，肌弾力性については，P群に対するEQL10，30両群の有意な差は認めなかった．

安全性評価では，子宮内膜厚に変化はなく，膣・経管細胞診においても，異常な所見はみられなかった．マンモグラフィーにおいても，異常は認められなかった．

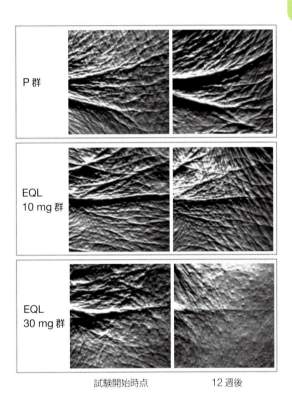

図3 レプリカ像（目尻のシワ）

エクオールの有用性

EQL含有大豆発酵食品は，閉経後女性の目尻のシワに対して有効であり，有効量はEQLとして1日10 mg以上であること，併せて，婦人科検診を実施し，安全性も検討し，性ホルモン及び婦人科項目（子宮，腟，乳房）においてEQLとして1日30 mgを継続摂取（12週間）したことによる臨床上の重篤な所見は認められず，安全性が

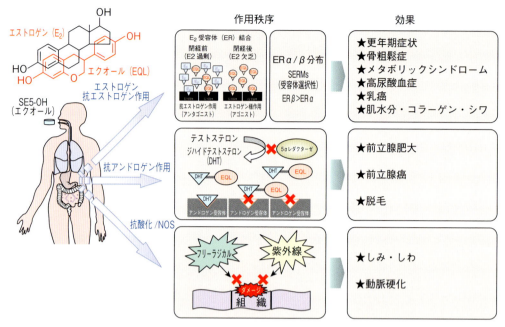

図4 作用機序と期待される効果

示された．通常の化粧品や外用薬は主に角層，表皮に作用するが，EQLは消化管から吸収されて，全身の臓器に達し，その臓器によって，エストロゲン作用，抗エストロゲン作用，抗アンドロゲン作用，そして，抗酸化作用を発揮する（図4）．皮膚では，この臨床試験によって，真皮のコラーゲンを増加させて，シワを改善させることが示唆された．

◆大豆アレルギーがある場合は摂取しない

EQLは大豆を発酵して産生される．発酵によって，大豆アレルゲンが低減し，大豆アレルギー発症のリスクが抑えられるが，必ずしも消失しないため，大豆アレルギーを有する人は摂取を控えるよう指導する．

◆シワ以外の皮膚疾患への補助的な効果は？

筆者は更年期障害を伴う酒皶の患者に勧めて，不安感や発赤発作などの軽減する症例が多いこと，生理不順を伴う20代後半から30代の思春期後痤瘡患者に勧め，症状の緩和がみられることを経験している．ただし，エビデンスレベルの高い臨床研究の報告はまだない．

おわりに

高齢化社会を迎え，元気であること，元気に見えることは社会生活を営む上で重要となっている．EQLは日常，食品として摂取している大豆から腸内細菌で産生される安全性が高い物質である．EQL産生菌を有さない人口の50％においては，食品として補給することは肌を健康に保つ上できわめて有用と思われる．

Keywords

エクオール，大豆イソフラボン，シワ，更年期障害

文献

1) Oyama A et al: Menopause 19: 202, 2012
2) 松永佳世子：産婦の実際 64: 1681, 2015
3) 松永佳世子：診断と治療 104:147, 2016
4) Wu J et al: Menopause 14: 866, 2007
5) 麻生武志，内山 成人：日本女性医会誌 20: 313, 2012
6) Uchiyama S et al: J Jpn Menopause Soc 15: 28, 2007
7) Verdier-Sevrain S et al: FASEB J 18: 1252, 2004
8) Kanda N, Watanabe S: J Invest Dermatol 120: 411, 2003
9) Haczynski J et al: Int J Mol Med 10: 149, 2002

第5章

施術による治療

第5章 施術による治療

1 レーザー・光線治療の機序と安全性

尾見 徳弥

はじめに

レーザーやホワイトライト（Intense Pulsed Light：IPLタイプ）の光線治療は1990年代から非常に進歩しており，現在では，皮膚科領域において雀卵斑，老人性色素斑などのシミとよばれる表在性色素性病変のほかに，血管腫，太田母斑，扁平母斑，毛細血管拡張症などへの効果も認められ，疾患によっては健康保険適用の治療となっている．さらに痤瘡，老人性疣贅，軟線維腫，尖圭コンジローマ，汗管腫，尋常性疣贅，白斑，白板症，皮膚潰瘍，陥入爪，尋常性乾癬など，一般皮膚疾患への治療にも用いられている．また，従来禁忌とされてきた肝斑に対するレーザー治療もトーニングといった手法で効果を上げている．

皮膚美容の領域においても，脱毛や，いわゆるシワ，たるみに対する美顔治療として一般社会に普及している．

一方でこれら光線機器に対する安全性という点では医療関係者においても認識が乏しいといわざるをえない．とくに装置の進歩が早すぎたために安全面がなおざりになっている感も否めない．今回はレーザー・光線治療の機序およびその安全管理に関して述べていきたい．

レーザー・光線治療の機序

レーザーとはLight Amplification Stimulated Emission Radiationの頭文字LASERをとったもので，ルビーや炭酸ガスなどが入っているレーザー管にフラッシュランプや高電流を印加することで，活性化させてphoton（光）を生じさせ，それを増幅することでつくる（図1）．レーザー管内の物質によって発生できる波長は決まっており，たとえばルビーならば694 nm，炭酸ガスならば10,600 nmなどとなっている．これにより紫外線領域の波長から赤外線領域の波長まで，広範な波長領域をカバーすることができる（図2）．

レーザー治療は"selective photothermolysis"として知られている原理に基づいて行われる．これによりレーザーのエネルギーを用いて周囲の組織をできる限り傷つけないで，目的とするターゲットのみを破壊することができる．このためには①ターゲットのなかに，ある特定のレーザーの波長のみに反応する"chromophore"が含まれていなければならない，②周囲の組織には，この標的となる"chromophore"ができる限り含まれていないことが望ましい，③レーザーのエネルギーによる周囲組織のダメージはできる限り少ないこと，の3つのポイントが必要となる．

組織における光の吸収は，波長によってきわめて大きな差がある（図3）．たとえば，黒色病変におけるターゲットはメラニンである．レーザー光が皮膚内のメラニン（chromophore）に達した場合，メラニンが破壊される．これによって日光色素斑などの色素が破壊されるのがレーザー治療の

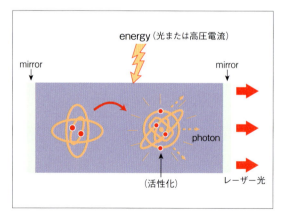

図1　レーザー光の原理
ルビーや炭酸ガスなどが入っているレーザー管にフラッシュランプや高電流を印加することで，活性化させてphoton（光）を生じさせ，それを増幅することでつくる．

図2 レーザー光の波長
レーザー管内の物質によって生じる波長は決まっており、いわゆる紫外線領域の波長から赤外線領域の波長まで、広範な波長領域をカバーすることができる.

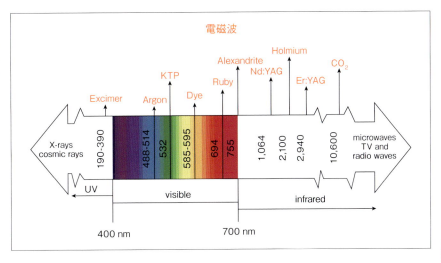

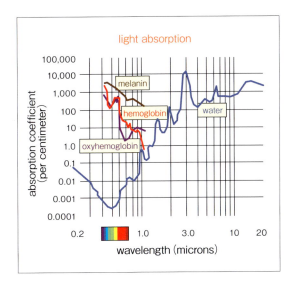

図3 光の波長（横軸）と吸収度（縦軸）
組織によって、吸収される光の波長には、きわめて大きな差がある. 美容皮膚科の代表的なターゲットはメラニン、ヘモグロビン、水である. メラニンをターゲットとする主な波長を発するレーザーは694 nmのルビーレーザーや755 nmのアレキサンドライトレーザー、ヘモグロビンをターゲットとするものは585～595 nmの色素レーザー、水をターゲットにするものは10,600 nmの炭酸ガスレーザーなどである.

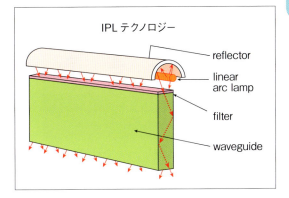

図4 ホワイトライト（IPLタイプ）の装置
いくつかの波長を組み合わせたマルチライトの装置であり、光源をカットオフフィルター（図中filter）によって、ある一定の波長部分のみカットすることでつくられる.

機序である. このほかにターゲットになる主なものに血管をターゲットにする際のヘモグロビンや組織の蒸散を目的とした水がある. メラニンをターゲットとする主な波長を発するレーザーには、694 nmのルビーレーザーや755 nmのアレキサンドライトレーザーがあり、ヘモグロビンをターゲットにするものには585～595 nmの色素レーザー、水をターゲットにするものには10,600 nmの炭酸ガスレーザーなどが代表的なレーザー波長である. 他にダイオードやLEDを用いて単波長のレーザー光線を生じさせ、治療に用いている装置もある. 一方、ホワイトライト（IPLタイプ）の装置は、いくつかの波長を組み合わせたマルチライトの装置であり、光源をカットオフフィルターによってある一定の波長部分のみカットすることでつくられる（図4）. したがって、波長も500～1,000 nmというようにメラニンやヘモグロビンに吸収をもつブロードバンドであることが特徴である. このIPLタイプの装置

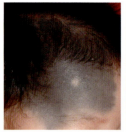
生後3カ月

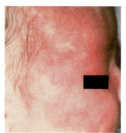
生後4カ月

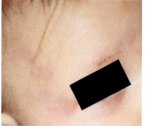
照射前　　　　　3回照射後

図5　ルビーレーザーによる治療例（前額治療後1カ月）
額部の太田母斑に対して1回の治療で照射部である病変の左側は色素が薄くなっている（宮崎市・中野俊二先生のご厚意による）．

図6　色素レーザーによる治療例
単純性血管腫（vascular malformation）に対する色素レーザー治療でも，3回の照射でほぼ消失している．

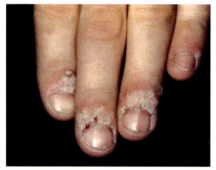

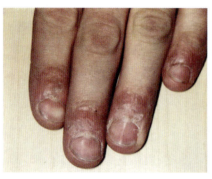

図7　尋常性疣贅に対する色素レーザー治療
1回の照射で疣贅は軽減した（下図）．機序に関しては疣贅の栄養血管の障害による，疣贅周囲の炎症細胞に対する光化学変化に伴う局所免疫を介するなど，いくつかの説が示されている．

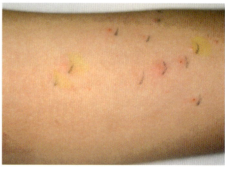

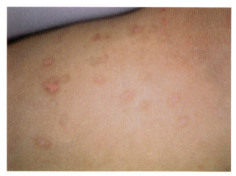

図8　伝染性軟属腫に対する色素レーザー治療（下図）1回の照射1週間後．

は主に脱毛や美顔を目的として用いられている．

　以上の原理と病変の構造，ターゲット物質を勘案することでレーザー・光線治療は行われる．たとえば黒色色素性病変（図5）に対してはメラニンをターゲットとし，血管腫（図6）にはヘモグロビンをターゲットにすればよい．ただ，その他の有効性の機序として，尋常性疣贅（図7）や伝染性軟属腫（図8）における色素レーザーの有効性が疣贅の栄養血管に基づくものか，なんらかの炎症細胞に対する光化学作用なのかなど，いまだ明らかになっていない点も多い．

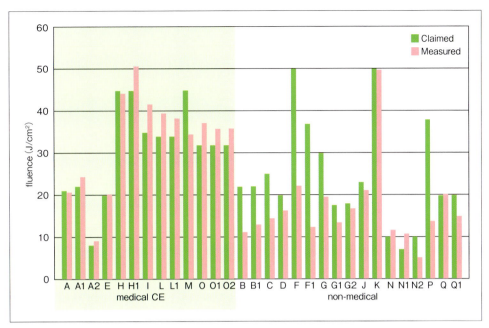

図9 IPLタイプの装置のfluence
左側AからO2はEUによって医療用と認定された機種で，右側は美容機器と認定された機種である．緑線のメーカー報告のfluenceに対して，赤線で筆者の実測値を示す．

レーザー・光線治療の安全管理

アメリカでは安全性に関しても規定がつくられており，FDA（アメリカ食品医薬品局）の報告でも，レーザー・光線治療中に副作用を生じた割合として，眼31％，熱傷14％，呼吸器官熱傷5％（耳鼻科領域の施術が主体と考えられる），不明8％，副作用なしが42％で，実に半数以上で副作用がみられたとしている．

また同報告で，レーザー装置による副作用の生じた者は，患者で72％，医療関係者10％，機器メンテナンス関係者10％，他8％であったとしており，治療を受ける患者の割合が非常に高いことから，医療機関における安全性確保はきわめて重要である．

安全性を考えるうえで必要な事項として，①施術の安全性，②副作用を生じた場合の対応，③装置の安全性，の3点があげられる．

① 施術の安全性

施術の安全性という点では，医療関係者，スタッフも含めた教育も必須である．また，装置のプロトコルを熟読し，装置による適応，禁忌について十分把握することが大切である．海外において非常に効果が実証された装置でも，日本人の肌タイプでは色素沈着などの副作用を生じることが少なくない．

施術に際しても，施術前，施術中，施術後のチェックが必要となる．施術前のチェック項目としては，用いるレーザーの種類，ゴーグル，煙吸収装置や術野の冷却装置など付属装置の確認，照射における患者の安全性の確保，患者に対するレーザー試験照射のデータなどがあげられる．照射中のチェック項目としては，部屋に他人が無断で入ってこないように施錠の確認や照射が適切に行われているかの確認，患者の状態の観察などがあげられる．照射後のチェック項目としては施術部位の観察と術後処置，レーザーや付属装置の停止の確認，ゴーグルその他使用した物品の保管管理などがあげられる．ゴーグルの選択にあたっては，波長とOD値（optical density）の双方の観点から選択しなければならない．医療スタッフが誤った適応のゴーグルを装着している場合もあるので，スタッフに対する啓蒙，注意も必要である．

② 副作用を生じた場合の対応

レーザー・光線治療による副作用にも多くのものがあり，照射直後からみられる熱傷（大部分の

原因は出力が強いことによる）やジェルなどによる接触皮膚炎，蕁麻疹様反応などがある．このほか，照射後しばらくして生じる副作用には色素沈着，色素脱失，肥厚性瘢痕（ケロイド）などがある．色素沈着は施術の 14〜25％，色素脱失は 10〜17％に生じるとも報告されている．なお，色素沈着に比べ，色素脱失は数カ月から数年残存することが多い．瘢痕は，熱変性による真皮コラーゲンの変性によって生じるとされ，積極的すぎる施術，不適切な冷却，施術後の感染が原因となる．その他稀な副作用として眼の障害，照射による増毛，下肢の血栓（とくに長い波長の装置による施術）などがあげられる．

ほとんどの副作用は施術時の注意によって防げるが，やはり術前の患者サイドとの十分な意思の疎通，施術内容の説明が必須であり，さらに万一，副作用を生じた場合の適切な処置が重要である．

③ 装置の安全性

装置の安全性に関しては，緊急停止装置やインターロックシステムなどを備えた装置が大半である（もっとも，日本の規制ではインターロックシステムと室内の電気系統との接続が義務化されていないために，あまり有効とはなっていない）．一方，眼など術野以外の場所に向けて照射した場合の安全確保や，術野の皮膚状態を認識したうえでの照射プログラムなどは，いまだ途上であるといえる．

装置の安全性に関しては，メーカーサイドの情報管理のずさんさが目立つ例も多い．たとえばIPL タイプの装置は，美容皮膚科のみならず一般皮膚科でも普及しているが，これら装置自体にも大きな問題があることが明らかになっている．

30 機種の IPL タイプの装置の fluence を測定し（図9），左側 A から O2 は EU によって医療用と認定された機種で，右側は美容機器と認定された機種である．緑線のメーカー報告の最大値の fluence に対して赤線で筆者らの実測値を示すが，その結果，11 機種では実測値が 20％以上低い数値を示し，8 機種では 10％以上高い数値を示した．表示された数値よりも低い数値では施術効果を上げにくく，高い数値では熱傷などの副作用を容易にひきおこすことから，これらは大きな問題と考えられる．

このほかにも，医薬品医療機器等法（平成 26 年 11 月改正）に違反した販売例やエステティックサロンにおける出力の強い装置の使用などの問題もいまだ残る．

おわりに

レーザー，IPL タイプなどの光線治療は，皮膚科領域において非常に進歩しており，手術以外に治療法がないといわれた太田母斑，扁平母斑や血管腫においてもきわめて高い有効性を示している．また，一般皮膚疾患への治療効果も認められている．

一方で，安全性や副作用に関してはまだ法整備もあまり進んでおらず，問題が多い．装置の販売を第一に考えるメーカーも少なからず見受けられ，薬事法違反とみなされるメーカーさえも見受けられる．

正しい知識で安全に使用することが患者サイドの大きな満足につながるという，もっとも基本的な確認を日々認識することが，より効果の高いレーザー・光線治療につながると考えられる．

本稿は月刊 Visual Dermatology 2013 年 6 月号に掲載したものを単行本用に一部加筆・修正した．

Key words

レーザー，原理，機序，安全性，副作用，IPL

参考文献

1) 渡辺晋一：皮膚臨床 44: 1153, 2002
2) 尾見徳弥ほか：日小皮会誌 19: 178, 2000
3) 高野佳子：レーザー・ホワイトライトを用いた施術（石橋康正，本田光芳監修），国際商業出版，東京，p.88, 2006
4) Town G et al: J Cosmet Laser Ther 9: 148, 2007
5) Fabi SG et al: Dermatol Clin 32: 61, 2014
6) Paasch U et al: J Dtsch Dermatol Ges 15: 487, 2017

第5章 施術による治療

2 日光性色素斑に対するレーザー・IPL治療

根岸　圭

はじめに

　美容皮膚領域において，日光性色素斑（日光黒子，老人性色素斑）はもっとも治療の希望が多い症状である．さまざまな治療が行われるが，有効性の高い治療として，レーザー，Intense Pulsed Light（IPL），美白外用剤などを用いることが多い．本項では，日光性色素斑に対するレーザーとIPLを用いた治療に関して，それぞれの治療の特徴および合併症を抑えて十分な効果を得るための工夫について説明する．

　ただし，レーザー・IPL治療は用い方によって経過と効果が大きく異なるため，筆者の理解における一般的な治療について説明することを理解されたい．

治療の前に

　すべての治療に共通することだが，治療前の診断，治療方法の選択，十分な説明，適切な治療を行う必要がある．レーザー・IPL治療では，高性能の機器を用いることも重要だが，それぞれの機器を適切に設定し，正しい手技で用いることこそがもっとも重要なことである．合併症を最小に抑えつつ効果を十分に得ることが筆者の治療テーマであるため，そのための理解と工夫を以下に概説する．

(1) 色素斑と診断

　日常診療でよくみる色素斑・色素沈着には，日光性色素斑，肝斑，雀卵斑，炎症後色素沈着，後天性両側性太田母斑様色素斑（acquired bilateral nevus of Ota-like macules：ABNOM）などがある．また，脂漏性角化症をしみと認識して受診する患者も多い．多くの症例において異なる種類の病変が混在しているため，個々の病変を丁寧にみる必要がある．とくに顔の治療の場合，患者が希望する病変のみではなく，他の色素沈着の混在の有無や肌状態をみるために，メイクを落とした状態で診察・診断を行う．ダーモスコピーや皮膚三次元多角解析装置 ANTERA 3D™（Miravex社）のメラニン解析などは，表皮と真皮の色素沈着の鑑別に有用である．肝斑の有無は治療法の選択，効果および合併症のリスクの予想に重要である．濃さや形に左右差がある例や，頬型以外の顔面中央型，上口唇・下顎型では見落とさないように注意する．発症年齢は，ABNOMと扁平母斑の診断に有用である．ABNOMの発症には20代と40代に二峰性のピークがある．扁平母斑では辺縁が滑らかなタイプで日光性色素斑と間違いやすいが，病歴聴取が決め手となることが多い．日ごろのスキンケアは治療の効果や経過などに関係するので，聴取と指導が肝要である．

(2) 日光性色素斑に対する治療法の選択

　患者に満足される治療を行うためには，色素斑の性質と患者背景をあわせて治療を選択するとよい．筆者は，炎症後色素沈着（post-inflammatory hyperpigmentation：PIH）のリスク，通院回数・間隔，紫外線曝露の頻度と程度，日ごろのスキンケア，患者が考える治療のゴールなどを包括的に考えて治療を選択している．機器が選択できる環境では，PIHのリスクと患者が考える治療のゴールが治療選択の大きな要因となる．代表的な治療法とその特徴を表に示す．日光性色素斑の治療のゴールは，一般的には病変を除去して視認できなくすることだが，リスクが低ければ色素斑や色素沈着が薄くなるだけでよいという患者も少なくない．同時に複合的な抗加齢効果を得る治療を希望するかどうかも，治療選択の決め手である．治療法を選択できない環境下では，それぞれの特徴を知ったうえで，必要な対策があれば講じるとよい．

(3) 治療前の準備

　治療方法と必要な術後ケアについて，治療前に患者に十分な説明を行い，理解してもらう．すべ

表　日光性色素斑に対する代表的なレーザー治療とその特徴

レーザーの種類	作用機序	治療効果	炎症後色素沈着のリスク	治療間隔	治療回数
QSL	メラノソームの破壊とそれに伴うメラニンを豊富にもつメラノサイトとケラチノサイトの変性・破壊	+++	+++	6週	1〜4回
PSL	メラノソームの破壊とそれに伴うメラニンを豊富にもつメラノサイトとケラチノサイトの変性・破壊．QSLに比べて変性・破壊範囲は小さい	+++	++	4〜6週	1〜3回
IPL-p	メラノソームを豊富にもつメラノサイトとケラチノサイトの熱変性	++	+	3〜5週	3〜5回
LPL				4〜6週	2〜4回

QSL = QSレーザー
PSL = ピコセカンドレーザー
IPL-p = Intense Pulsed Light 小スポットサイズ部分照射
LPL = ロングパルスレーザー

ての治療において，適切なスキンケアの指導は欠かせない．日ごろのスキンケアや紫外線防止剤の使用状況について，詳しく聴取して必要な指導を行う．摩擦の影響で微小炎症をおこしている肌では安全で効果的な治療を行いにくいので，炎症の程度によっては改善を得てからレーザー・IPL治療を開始する．紫外線防止剤の使用法は想像以上に不適切で意味をなしていない例が多いことに留意する[1]．

治療前の記録は必須である．顔画像撮影解析装置 VISIA®（CANFIELD 社）や皮膚三次元多角解析装置 ANTERA 3D は記録と解析において簡便かつ有用であるため，筆者は全例に用いている．

日光性色素斑と肝斑が重複している場合，治療前の準備治療が望まれる．筆者の経験では，トラネキサム酸の内服（1日量 750〜1,000 mg）と美白外用剤（4％ハイドロキノンなど）による治療を行い，肝斑が薄くなった状態で重複する日光性色素斑の治療を行うと結果がよい．

治療の実際：メラニンを標的としたレーザー・IPLによる治療

治療は選択的光熱溶解論に基づくため，①標的に選択的に吸収される波長を，②標的の熱緩和時間よりも短いパルス幅で，③標的を損傷・破壊するために十分な出力で照射を行う．メラニンの吸光度は波長が短いほど高い．日光性色素斑の治療では，一般に500〜700 nm台の波長のレーザーやIPLを用いて効率的な治療を行う．メラノソームの熱緩和時間は50〜100ナノ秒（ns）とされることから，これより短いパルス幅のレーザーではメラノソームを破壊することができるので，治療の標的はメラノソームとなる．反対にこれ以上であれば，メラノソームは破壊されず，治療の標的はメラノソームを豊富にもつメラノサイトとケラチノサイトとなる．

(1) Qスイッチレーザー（quality-switched laser：QSL）による治療

① 特徴

QSLはナノ秒単位で発振されるレーザーで，表皮・真皮いずれの色素斑に対しても有効性がもっとも高い治療として知られているが，合併症であるPIHの発症率が高いことが問題である．PIHは一時的な色素増強であるが，消褪まで6カ月以上を要する例が少なくないため，治療には合併症対策が必要である．QSLにはNd:YAGレーザー 532/1064 nm，ルビーレーザー 694 nm，アレキサンドライトレーザー 755 nmがある．

② 作用機序

QSLは photothermal effect（光熱的作用）と photomechanical effect（光機械的作用）をもち，

photothermal effect が優位だとされる．パルス幅は 5〜50 ns で設計されており，メラノソームの破壊・損傷により治療効果が得られる．この時，メラノソームを豊富にもつメラノサイトとケラチノサイトが衝撃と熱影響による損傷を受け，痂皮が形成される．日光性色素斑では，この脱落とともに病変の除去や改善が得られる．

③ 照射の実際

冷却や局所麻酔などの疼痛緩和処置のもとに照射を行う．好ましい照射のエンドポイント（照射直後の反応）は白色変化（immediate whitening：IW）である．IW はメラノソームとその周辺組織の損傷によって生じる蒸気によって光の屈折に変化がおこり，皮膚表面から白色に見える現象である[2]．正常皮膚の不必要な損傷を避けるため，できるだけ病変を超えない照射を行うとよい．効果が不十分で追加照射を行う場合，4 週後という意見もあるが，筆者は紅斑が消失した 6〜8 週後に追加している．

④ QSL を用いるポイント

筆者は QSL を用いる条件として，❶全例の後療法に美白外用剤を加える，❷肝斑を合併する例では治療前の準備治療として内服・外用治療を行い，肝斑の改善を認めてから QSL を用いる，❸完全な IW ではなく軽度の IW に留めた照射を行う，❹軟膏処置か被覆材で痂皮を湿潤環境に保護，自然に脱落するまで刺激しない，❺痂皮脱落後は紅斑が消失するまで徹底した紫外線防止を行う，❻追加照射は紅斑の消失後に行うこと，の 6 点を定めている．これにより，最近は PIH の発症を 10％程度に抑えることができている．❶の後療法については，皮膚炎の問題などから消極的に考えられることもあるが，筆者は積極的に行っている．治療前に使用を開始して術後の継続使用の可否を確認するのもよい．

⑤ 術後処置と合併症対策

照射後，ステロイド軟膏を外用，熱感があればアイスパックなどで自己冷却してもらう．自宅での術後処置として，痂皮脱落までの軟膏処置，術後最短 1 カ月の美白外用剤の使用および厳重な紫外線防止が必要だと考えている．これらは合併症対策としても一役を担っている．

また，照射のエンドポイントの見極めも合併症対策のひとつである．頻度の高い合併症として PIH，色素脱失，遷延性紅斑があるが，もっとも頻度が高い合併症は PIH であり，過去の論文では約 40％の発症率が報告されている[3]．前述のエンドポイントの見極めは，筆者らの臨床研究，強い IW と弱い IW の照射における有効性と PIH の発症率との関連についての検討結果に基づいたものである[2]．193 例 355 病変の日光性色素斑を対象に，Q スイッチルビーレーザー 694 nm（QSRL）と Q スイッチ Nd:YAG レーザー第二高調波 532 nm（QSYL）を用い，それぞれ，強い IW（完全な白色変化）群と弱い IW（軽度の白色変化）群に分類し，4 群で PIH の発症率と有効性を検討した．その結果，PIH の発症率は IW の強弱と関連し，強い IW 群は弱い IW 群に対して QSRL では 4.4 倍，QSYL では 2.7 倍のリスクがあったが，有効性には統計的有意差を認めなかった．長期成績の検討を要するものの，この結果から弱い IW がアジア人に適していると考え，臨床でもこの反応を好ましいエンドポイントとしている．

(2) ピコセカンドレーザー（picosecond laser：PSL）による治療

① 特徴

PSL は QSL に変わりうるレーザーとして，近年注目されている．QSL では破壊できない小さな刺青のインクを破壊することを目的として開発されたが，QSL の PIH に悩まされてきたことから，アジア諸国では良性色素性病変の治療における有用性の評価に注目が集まった．QSL を超える効果と安全性があるのではないかと期待をもたれているレーザーである．PSL はその名のとおりピコ秒単位で発振するレーザーで，Nd:YAG レーザー 532/670/1064 nm，アレキサンドライトレーザー 755 nm がある．筆者は，Nd:YAG レーザー（enLIGHten™：Cutera 社，Discovery Pico™：Quanta system 社）を使用して経験を積んでいる．

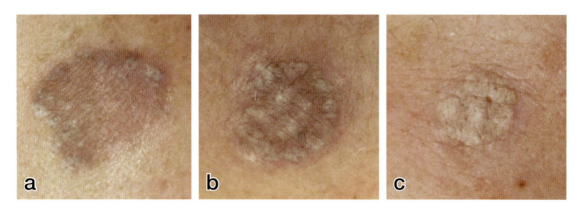

図1 レーザー照射の直後に生じる白色変化（IW）の例
（a）ごく軽度の（ごく弱い）IW．（b）軽度の（弱い）IW．（c）完全な（強い）IW．
照射直後に生じる白色変化（IW）は，QSLでは（b）または，（b）と（c）の中間，PSLでは（a）または，（a）と（b）の中間程度のIWが好ましく，いずれのレーザーでも（c）に示す完全なIWは合併症のリスクが高い過剰な反応だと考えられる．

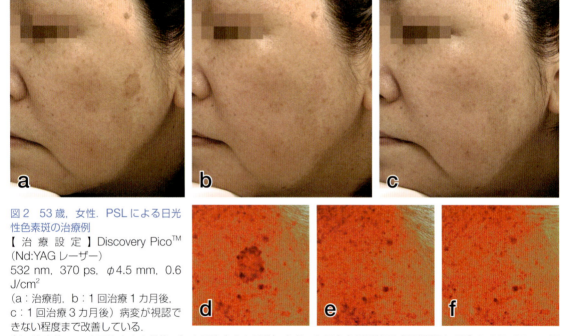

図2 53歳，女性．PSLによる日光性色素斑の治療例
【治療設定】Discovery Pico™（Nd:YAGレーザー）
532 nm, 370 ps, φ4.5 mm, 0.6 J/cm²
（a：治療前，b：1回治療1カ月後，c：1回治療3カ月後）病変が視認できない程度まで改善している．
（d：治療前，e：1回治療1カ月後，f：1回治療3カ月後）皮膚三次元多角解析装置"ANTERA 3D"によるメラニン解析画像．色素沈着や色素脱失を伴わずに病変が除去されていることがわかる．

② 作用機序

　PSLはQSLと同様に，photothermal effectとphotomechanical effectをもつが，photomechanical effectが優位になるとされる．これにより，必要な出力がQSLよりも低くなると考えられる．パルス幅は300〜750ピコ秒（ps）で設計されている．

　作用機序はQSLと同様であるが，筆者らの検討では，メラノソームの周囲組織における破壊・損傷はQSLよりも小範囲に限られる[4]．

③ 照射の実際

疼痛対策は QSL と同様であるが，痛みは PSL のほうが軽度である．照射のエンドポイントである IW は QSL よりも軽度で十分である．この根拠は筆者らの行った組織学的検討にある．同等の色素除去効果を得るための照射において，PSL では QSL よりも組織の損傷範囲が小さい．具体的には，表皮に生じる空胞変性の大きさが PSL では QSL よりも小さい．そのため，空胞内部に発生する蒸気による光の屈折の変化を白色変化として見ている IW は軽度で十分だと考えられるのである．IW の程度を図1に，エンドポイントの見極めによる代表症例を図2に示す．

追加治療を行う場合，QSL と同様に紅斑の消失後に追加する．筆者の経験では，QSL よりも紅斑の消失が早く，6週前後で追加可能となることが多い．

④ PSL を用いるポイント

筆者らの日光性色素斑に対する PSL（Nd:YAG レーザー，532 nm，750 ps）を用いた検討では，過去の QSL を用いた検討と比較して，PIH の発症率は低く有効性は高いという結果であった．これは日常診療の経験と合致するが，PIH がまったく生じない治療ではないので，不用意な治療を行うべきではない．また，不必要に強い照射も避ける．肝斑と日光性色素斑が重複している例における効果は PSL でも安定していないため，慎重に用いている．

⑤ 術後処置と合併症対策

術後処置と合併症対策としての紫外線防止は，QSL と同様である．

(3) IPL，ロングパルスレーザー（long pulse laser：LPL）による治療

① 特徴

IPL はミリ秒（ms）単位で発振される広帯域波長のフラッシュランプである．これを用いた治療は，IPL 治療，光治療，フラッシュランプ治療などとよばれる．質感・弾力の回復，びまん性色素沈着の改善などの顔全体の抗加齢治療に有用で，一般的にはフォトフェイシャル治療として広く知られるようになったが[5]，小さなスポットサイズで個々の病変に照射をすることもできる．IPL は機種によって設計・性能が大きく異なるので，機種ごとの性質と至適設定を知る必要がある．照射後の反応の強弱が調節可能なことが IPL の利点だが，この点が理解されず，単に効果の弱い治療だといわれることがある．実際，筆者の経験でも IPL の色素除去効果は QSL や PSL よりも低いが，PIH を生じるリスクが低い特徴は日常診療で大いに役立っている．

LPL はミリ秒で発振されるレーザーであり，日光性色素斑の治療には Nd:YAG レーザー第二高調波（KTP レーザー）532 nm，アレキサンドライトレーザー 755 nm などが用いられる．冷却装置を備えた LPL 532 nm は血管性病変の治療に用いられることも多い．皮膚のダメージ，経過，効果および合併症の観点から，LPL は QSL と IPL の中間的な治療ということができる．LPL も IPL のように全顔の抗加齢治療に用いることも可能であり，この効果についても IPL より少し上回る感がある[6]．

IPL や LPL は熱影響が強く得られるミリ秒単位の発振であるため，QSL と PSL では効果が得られにくい手背，前腕，下腿などに多い角化傾向のある日光性色素斑に奏効する．

筆者は主に，IPL（BBL™：Sciton 社，LimeLight®/AcuTip®：Cutera 社），LPL（Nd:YAG レーザー，excel V™：Cutera 社）を用いている．BBL と excel V は設定の自由度が高く，パルス幅，スポットサイズ，冷却温度の可変域が広く，以下に記す治療の強弱を工夫しやすい．

② 作用機序

IPL と LPL は photothermal effect によって効果をもたらす．メラニンの吸光度が高い波長帯の IPL や LPL を用いると，メラニンを豊富に含有するメラノサイトとケラチノサイトが熱損傷を受け，痂皮の脱落とともに色素斑の改善が得られる．IPL ではマイクロクラストとよばれる細かい痂皮形成と表皮ターンオーバーの促進が相まってメラニンが排出される[7]．LPL では IPL よりも

反応が強く，マイクロクラストではなく痂皮が形成される[7]．これは設定の違いでもおこりうるが，IPLは散乱光でLPLは直進するレーザーであることなど，フラッシュランプとレーザーの性質の違いによるものだと考えられる．

③ 照射の実際

IPLは10×30 mm²などの大きな長方形のスポットサイズが一般的だが，多くの機種で小さなスポットサイズも備えている．色素斑の治療では周囲の皮膚の損傷を避けるために小さなスポットサイズを使用する．疼痛対策は不要で，無色の冷却したジェルを塗布してIPLを照射する．照射のエンドポイントは，病変の色調が濃くみえる変化である．この反応が得られるとマイクロクラストが形成される．適切な使用法では痂皮脱落後に紅斑を残すことは少なく，3〜5週後に治療を追加することが多い．代表症例を図3に示す．

LPLの照射のエンドポイントも直後の濃変である．LPLではIPLに比べて密な痂皮が形成され紅斑が残りやすい傾向にあるが，設定次第でIPLのようなマイクロクラストの形成に留めることも可能である．灰色に変化させてしまうと高率に水疱形成とその後のPIHを生じるので，エンドポイントの見極めが重要である．照射後は熱感が消失するまで，自己冷却を行ってもらう．

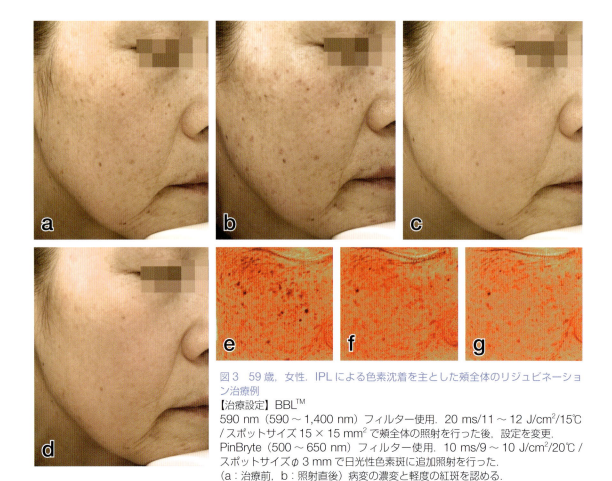

図3　59歳，女性．IPLによる色素沈着を主とした頬全体のリジュビネーション治療例
【治療設定】BBL™
590 nm（590〜1,400 nm）フィルター使用．20 ms/11〜12 J/cm²/15℃/スポットサイズ15×15 mm²で頬全体の照射を行った後，設定を変更．
PinBryte（500〜650 nm）フィルター使用．10 ms/9〜10 J/cm²/20℃/スポットサイズφ3 mmで日光性色素斑に追加照射を行った．
（a：治療前，b：照射直後）病変の濃変と軽度の紅斑を認める．
（c）約4週間隔で3回治療1カ月後．色素斑の改善に加えて広範囲の色ムラ，質感および弾力の改善を認めた．
（d）3回治療3カ月後．治療効果は良好に維持された．
（e：治療前，f：3回治療1カ月後，g：3カ月後）皮膚三次元多角解析装置"ANTERA 3D"によるメラニン解析画像．治療範囲である頬全体の色調がより均一になり，濃淡の差が小さくなっていることがわかる．

④ IPL，LPL を用いるポイント

　IPL で各種設定を変更できる機種では，小スポットで短波長，短パルス幅，冷却温度を高く設定することで，単純に出力を高めるよりも効率的な照射が可能となる．

　LPL も同様で，設定を変更できる機種ではパルス幅や冷却温度も変更すると，出力のみで強弱を変更する治療よりも，一歩進んだ治療を行うことができる．病変の色調，症例の肌質などを考慮して設定を工夫することができる．応用可能な治療法である．

　いずれの治療でも，合併症の予防目的ではなく，効果を高める工夫として，痂皮脱落から次回の治療まで美白外用剤（4〜5％ハイドロキノンなど）を併用すると満足される結果を得やすくなる．

⑤ 術後処置と合併症対策

　QSL や PSL と同様の対策もよいが，IPL や LPL では治療自体の強弱をつけて，皮膚のダメージを小さく留めてリスクの高い症例に対応することができる．ただし，必要な治療回数は多くなる．

治療の実際：メラニンに非選択的なレーザーによる治療

　水に対する吸光度が高い炭酸ガスレーザー 10,600 nm や，Er:YAG レーザー 2,940 nm を色素斑の治療に用いることもできる．炭酸ガスレーザーは蒸散と凝固作用，Er:YAG レーザーは蒸散作用で病変を直接的に除去できる．ただし，大きな色素斑では PIH のリスクがかなり高いので，筆者の経験では，日光性色素斑に対しては 5 mm 以下の小さな病変に限定して使用するのがよい．

おわりに

　日光性色素斑に対するレーザー・IPL 治療では，直後の反応である照射のエンドポイントの見極めが治療の鍵となる．患者背景や要望を理解し，十分な説明のもとに治療を行うことで，満足度の高い治療が実現する．それぞれの治療の利点を生かして欠点を補うべく，術後ケア，併用治療に工夫を凝らし，スキンケア指導などを含めて包括的に患者を「診る」ことで，よりよい治療を提供できると考え，今後も努力を続けたい．

Key words

日光性色素斑，日光黒子，Q スイッチレーザー，ピコセカンドレーザー，ロングパルスレーザー，IPL

文献

1) 根岸 圭：MB Derma 262: 83, 2017
2) Negishi K et al: J Eur Acad Dermatol Venereol 27: 307, 2013
3) 山田秀和ほか：Aesthetic Dermatol 15: 58, 2005
4) Negishi K, Akita H, Matsunaga Y: Lasers Surg Med 2018 Apr 2. doi: 10.1002/lsm.22820[Epub ahead of print]
5) Negishi K et al: Dermatol Surg 27: 627, 2001
6) Yamashita T et al: J Invest Dermatol 126: 2281, 2006
7) Negishi K, Tanaka S, Tobita S: Lasers in Surg Med 48: 844, 2016

第5章 施術による治療

3 CO₂ レーザー治療のコツ

宮田 成章

はじめに

CO$_2$ レーザーは赤外線領域の 10.6 μm の波長となる気体レーザーであり，水分への吸収を主とした蒸散，熱凝固作用をもつ（図1）．

ヒト組織の大部分は水分に富むため，あらゆる軟部組織の焼灼などに広く用いられる装置となる[1]．

また発振効率が良く，さまざまなパルス幅での照射が可能であるため，これを調整することによって蒸散と熱凝固・熱変性の割合を比較的自由に可変できる．とくに短いパルス幅で周囲への熱凝固・熱変性作用を最小限に抑えることができるパルス発振モード（スーパーパルス，ウルトラパルスモードとも称される）は，近年 CO$_2$ レーザーの主流となっている．

さらに，レーザー光を制御し，さまざまな照射パターンを作り出すスキャナを装着した機種も数多く開発されており，一定の面積を均一に照射したり，0.1 mm 径程度の細かいドット状のレーザービームの集合体であるフラクショナル照射（図2）を行うことも可能である[2]．

これら多種多様な機能をもつ特性上，日常診療において CO$_2$ レーザーは使用頻度が高い．

適応疾患

蒸散と熱凝固・熱変性によって改善が可能な疾患が対象となる．つまり主たる適応疾患は色素性母斑，脂漏性角化症，線維腫，黄色腫，老人性色素斑など皮膚の良性（腫瘍性・色素性）病変や痤瘡後・外傷後などの各種瘢痕，シワ，炎症性痤瘡の排膿のための開窓等である．

以下に代表的な適応疾患の治療法を述べる．

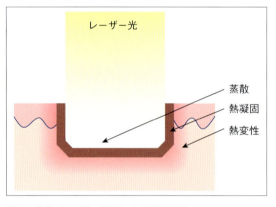

図1　CO$_2$ レーザー照射による組織変性
レーザー照射領域は蒸散し，辺縁には熱凝固層が形成され，さらに周囲は熱変性される．

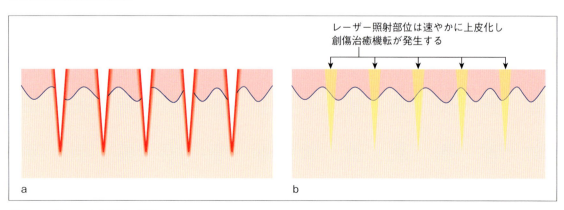

図2　フラクショナル照射の原理
(a) 無数の微小レーザービームが等間隔で皮膚に照射される．
(b) 照射部は周囲から速やかに創傷治癒機転が生じて上皮化し，以後数カ月かけて真皮層は remodeling される．

134

ほくろ（色素性母斑）の治療

ほくろにおいては治療の前に診断を優先するべきである．悪性の疑いがあるものはレーザー治療の対象とはならない．良性と判断された場合にのみレーザー治療の対象となり得る．よってダーモスコピー検査などによる治療前の診断は必須である．悪性の疑いがわずかでもあれば，レーザー治療をしてはならない．どんな名医でも誤診はありうるので，事前の診断には時間をかける必要がある．

また，完全除去を目指して大きな組織欠損を作るような蒸散を行うことも避けなければならない．目立つ瘢痕を残してでも完全除去を行うか，再発してもよいから整容的に優れた結果を出すのか，これは患者の希望によっても異なるし，医師の考えによっても異なる．レーザー治療においては美容と治療のバランスが重要である．一方で，ほくろを腫瘍として考え，再発させないことを第一義とする場合には，レーザー治療ではなく外科的な切除がもっとも良いことも忘れてはならない．

もっとも重要なコツは，蒸散作用のみで除去を行わないことである．CO_2レーザーはメスとは異なり，蒸散による組織欠損のみで病変を除去する機器ではない．周囲への熱凝固・熱変性作用によって蒸散した組織量以上の病変が破壊，除去される．常に周囲への熱影響を考慮して最小限の侵襲で治療を終わらせることが重要である．再発を恐れて深く蒸散するよりは，周囲への熱影響を期待してやや軽めに処理し，残存して数週間後に再発した局所を見極めて2回目以降の治療を行うほうが整容的に優れた結果を出せる．さらには創傷治癒の面でも速やかな回復が望める．あくまで個人的な考えではあるが，視認できる瘢痕や陥凹を残すよりも，再発したら次回処理するという姿勢で臨むほうが良い．生じた瘢痕は取り返しがつかない．当然ではあるが，患者にはこの旨を事前に説明して了解を得ておくことが重要である．

◆ 実際の治療法

治療前に麻酔薬（エピネフリン添加1％リドカイン液）の局所注射もしくはリドカインクリーム外用を行う．病変が小さい・浅いなど，照射時間が短いと判断されるときは無麻酔で実施する．

蒸散はメラニン色素および正常皮膚と比較してやや白く視認される腫瘍塊が除去されるまでを基本とするが，深い蒸散で瘢痕が生じると判断される場合には無理をしない．点状に腫瘍が残存すると視認される場合には，punch outするようにごく小さな照射径で深くまで蒸散させる．

なお，レーザーの発振時間およびパルス幅によって目指す蒸散の深度は異なる．パルス幅の長い機器ほど周囲への熱凝固作用が強く，より浅い蒸散にとどめるようにする．ただし，CO_2レーザーの特性上，パルス幅が短い機器でも周囲への熱凝固が生じることを忘れてはならない．できるだけ最小限の範囲を蒸散させることが重要である．熱凝固・熱変性作用によって周囲の残存した組織は損傷・破壊される．最小限の照射が良好な結果を得るコツといえる．

もし機器を有していれば，この照射直後に，メラニンへの反応性が高いQスイッチアレキサンドライトレーザーやルビーレーザーを重ねて照射をする．これによりわずかに残存した色素を破壊できる（図3）．

治療終了後には抗生剤軟膏の外用，ドレッシング剤による保護を行う．約1週間で上皮化する．発赤は数カ月残存することも多いので，事前にしっかりと説明をする．患者によってはほくろの残存と発赤を区別できないこともある．

取り残している場合は3週間程度で視認できる程度に再燃することが多いので，都度照射を行う．ただし，治癒過程の程度は個人の体質や蒸散深度などさまざまな因子で左右されるので，治療間隔は約1〜3カ月となる．通常再燃するのは小さな範囲であることが多く，その場合には小さな照射径で深く蒸散させるとよい．

ほくろのCO_2レーザー治療においては，熱凝固・熱変性作用，複数回治療とQスイッチレー

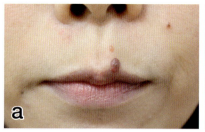
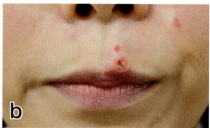
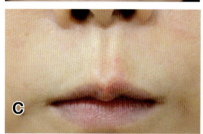

図3　ほくろの治療例
(a) 治療前
(b) CO_2 レーザーとQスイッチアレキサンドライトレーザー併用による治療直後
(c) 治療3カ月後

ザー追加照射，これらを考慮して，過剰な施術より控えめな施術を心がけると良い結果が得られる．

　CO_2レーザーによる治療は整容的な結果を主に考えて治療を行っている限り，厳密には完全除去ではない．長期的に再発する可能性があることを患者には説明をしておく．

瘢痕の治療

　スキャナ機能のついたCO_2レーザーでの実施となる．手法には細かい点状レーザービームの集合体を用いたフラクショナル照射と面状に照射するレーザーアブレーションの2つがある．

(1) フラクショナル照射

　フラクショナル照射は，非常に微細なレーザービーム（0.1〜0.2 mm径程度）をまるで散弾銃のように数多く皮膚に照射する手法である．1 cm^{2}あたり50〜200個の照射密度となるレーザービームが照射される．照射密度は多くの場合可変である．照射された部分は1 mm前後の深度で蒸散され，通常のCO_2レーザーと同じく組織欠損と熱凝固層による組織変化が生じる．ただし微小な範囲であるため，創の収縮や上皮化が速やかで，ほぼ1週間程度で痂皮の脱落が生じる．以後は創傷治癒機転が残存し，真皮のremodelingが数カ月にわたって持続する[3]（図2）．一方で，面状均一ではないために，その効果は限定的といえる．治療回数も複数回となることが多い．

　痤瘡後瘢痕においては顔面の場合がほとんどであり，いわゆるダウンタイム（痂皮の生じる期間）と効果のバランスが良く，頻用される．また一度改善すると，その効果は減弱するものではなく，患者満足度も高い[4]．

　一方，リストカット後瘢痕をはじめとする外傷後瘢痕では，劇的な結果が得られない（図4）．少し目立たなくなる程度であり，他人に気づかれないような結果を求める患者には向いていない[5]．少ないリスクと短いダウンタイムで現実的な効果を得たい患者向けである．

◆ 実際の治療法

　広範囲であればリドカインクリームによる塗布麻酔を行う．次に，瘢痕の形状に沿って小範囲に高出力・高密度照射を行う．痤瘡後瘢痕の場合は範囲を限定するのはむずかしく，凹みが強く目立つ局所を強く照射する．その後に周囲を含めて低出力，低密度で広範囲に照射する．

　なお，リストカットをはじめとする線状瘢痕の場合，木べらなどでマスキングをして瘢痕部とその辺縁1 mm程度までの範囲に限局した照射を行う．四肢体幹では照射後の発赤遷延化がしばしば生じるため，配慮が必要である．

　治療は2カ月以上の間隔を空けて3〜5回を

図4 リストカット後瘢痕
(a) 治療前
(b) 5回治療後

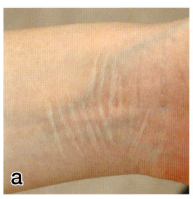
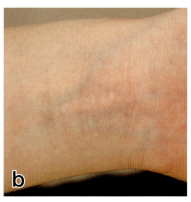

目安としている．照射後は冷却をして，ハイドロコロイド製剤を貼付，痂皮が形成された後は消炎剤入り軟膏の塗布を患者に指示する．あわせて，施術後半年間は乾燥と紫外線に細心の注意を払うよう指導する．

(2) レーザーアブレーション

レーザーアブレーションは，瘢痕を面状，均一に削皮する手法である[6]．スキャナ機能を用い，皮膚表面を真皮層まで蒸散させる．あまり深くまで蒸散させると新たな瘢痕を作ることとなるが，その程度は対象疾患により異なる．ほくろと同様に，蒸散した層以上に熱凝固作用が生じる．よって，瘢痕すべてを取り切る必要はない．熱凝固作用による創傷治癒と組織の再構築（remodeling）作用をいかに用いるかがコツである．痤瘡後瘢痕においては浅いアブレーションを心がけ，瘢痕を生じさせないよう，皮膚質をキメに乏しい瘢痕調にさせないような細心の注意が必要となる．この場合には蒸散よりも熱凝固・熱変性作用を主体として考える．一方のリストカット後瘢痕においては,そもそも綺麗に仕上げることが不可能であり，前述のフラクショナル照射を除けば，別の瘢痕・組織で置き換える治療となる．従来は切除縫合にて大きな線状瘢痕に置き換えたり，植皮にて異なる質感の皮膚に置き換えたりするなどの手法が報告されているが，アブレージョンはいわば熱傷後瘢痕に置き換えるものである．つまり蒸散を主とし，痤瘡後と比較してかなり深くまで熱傷を波及させる．生じた瘢痕は時には肥厚性瘢痕となり，白色瘢痕化までには長期を要する．

◆ 実際の治療法

実際の照射においては麻酔剤（エピネフリン添加1％リドカイン液）の局所注射を行う．広範囲の場合には2～3倍に稀釈して投与する．

スキャナ機能を用い3～6mm照射径で均一に表面を蒸散させていく．これを数回重ねていく（複数パス照射）．前述のようにこの深度はむずかしく，経験によるものが大きい．痤瘡後瘢痕ではおおむね熱傷深度分類のⅡsと同様で,リストカット瘢痕ではⅡdの熱傷深度を目安とする．そのためリストカット瘢痕は安易に照射してはならない．

照射後は2～3週間かけて上皮化するまでの期間，ハイドロコロイド製剤を貼付し，上皮化後は念入りな保湿を心がけるよう指示する．紫外線曝露は禁止する．

シワの治療

シワにおける加齢性の真皮構造の変化においてはフラクショナル照射が非常に良い適応となり，真皮のremodelingを行えるため，その結果は期待できる．しかしながら完全なる美容目的であり，生じる痂皮などのダウンタイム，治療後の発赤，色素沈着や瘢痕形成のリスクなどは患者にとっては受け入れがたい側面もある．そしてなにより，加齢は止めることができない．よって，その効果は持続期間に限りがある．

その有効性においてはいわゆる「ちりめんじ

わ」に有効で，皮膚の弛緩を伴うようなシワには結果を得にくい．

治療手技等は瘢痕におけるフラクショナル照射と同様であるが，低出力，低照射密度での治療となる．

おわりに

CO_2 レーザーは汎用性が高く，日常の美容皮膚科診療において活躍することが多い機器といえる．疾患としてよりも美容的な側面を重視した治療には欠かせない．しかしながら，単純にみえても，その使いこなしには習熟を要する．蒸散と熱凝固，熱変性作用という特性を理解して治療を行う必要がある．

また，単純に CO_2 レーザーといっても，さまざまなタイプの機器がある．汎用性の高さと安全性ではパルス発振のスキャナ装備の機種のほうが優れている．ただし，このあたりは機器価格と施術者の技術など総合的なバランスで考え，選択するべきであろう．

Key words

ほくろ，シワ，CO_2 レーザー，瘢痕

参考文献

1) 遠藤英樹：日レ医誌 27: 289, 2007
2) 宮田成章：PEPARS 68: 32, 2012
3) Hunzeker CM, Weiss ET, Geronemus RG: Aesthet Surg J 29: 317, 2009
4) 木村有太子，須賀 康：MB Derma 209: 70, 2013
5) 宮田成章：形成外科 58: 761, 2015
6) 久保田潤一郎：実践 皮膚レーザー療法—上手な使い方と治療法のコツ，永井書店，大阪，p.109, 2001

第5章 施術による治療

4 ケミカルピーリング

山本　有紀

ケミカルピーリングとは

ケミカルピーリングは，皮膚に化学薬品を塗布し皮膚を剥離させることで，創傷治癒機転による皮膚の再生を利用した施術である．

用いる試薬の種類や濃度，また，治療時の皮膚の状態により効果が異なるため，皮膚科医としての経験や技量を問われる治療法である．

適応疾患・状態

ケミカルピーリングは，剥離深度により適応する疾患や状態が異なってくる．

1）剥離深達レベル1（角層を剥離）

角層を剥離する剥離深達レベル1の作用機序は，下記の4点に要約される．

① 角層・角栓の除去

適応疾患・状態：尋常性痤瘡（とくに非炎症性皮疹）．

② 皮膚のターンオーバーの促進

適応疾患・状態：皮膚のくすみ，色素性病変（日光性色素斑など），小じわ．

③ 薬剤の直接作用

適応疾患・状態：皮膚のくすみ，色素性病変（日光性色素斑など）．

④ 角層を破壊することにより，作用させる試薬が浸透しやすい状態をつくる．

2）剥離深達レベル2～4（表皮から真皮に至る組織剥離）

トリクロロ酢酸やフェノールを用いて表皮全層を剥離する治療では，瘢痕形成などの副作用が生じることを念頭に置いておかなければならない．

適応疾患・状態：色素性病変（日光性色素斑など），日光性角化症．

なお，日光性角化症は前癌病変であることから，治療後の長期フォローが必須である．

ケミカルピーリングガイドライン

ケミカルピーリングが多くの皮膚科医に認知されるようになったのは，2001年に作成された「ケミカルピーリングガイドライン2001」[1]にさかのぼる．2006年になり，日本皮膚科学会学術委員会からevidence-based medicine（EBM）に沿った新たなガイドラインの策定が求められ，改訂された[2]．

しかし，ケミカルピーリングは施術治療であり，用いる試薬の内容や濃度・pHなどもさまざまで，また，個々の患者の皮膚の状態を重視した治療であることより，外用薬や内服薬のように大規模な臨床試験の報告は皆無だった．それゆえに，ガイドライン作成時には高いエビデンスを証明することができなかった（表）[3]．

エビデンスに基づく痤瘡治療への展望

「ケミカルピーリングガイドライン（改訂第3版）」[3]の発表以降に報告された論文を列挙する．

グリコール酸ピーリングは，毛漏斗部の角化異常を是正し，面皰を改善することは知られているが，炎症性皮疹への機序は解明されていなかった．2012年にTakenakaらは，痤瘡患者に35%（pH 1.2）グリコール酸ピーリングを行い，その前後の*Propionibacterium acnes*のコロニー数を測定した*in vivo*の研究より，グリコール酸ピーリングの*P. acnes*抑制効果を報告している[4]．

一方，臨床試験では，2008年にKesslerらが，グリコール酸とサリチル酸ピーリングの有効性を報告した[5]．平均年齢24歳の計20名（男性7名，女性13名）の患者に対して，30%グリコール酸と30%サリチル酸を無作為化二重盲検ハーフサイド対照比較試験として行い，2週ごとに計6回の治療での皮疹の変化や有害事象を調べている．その

表 ケミカルピーリングの evidence-based medicine（EBM）に基づいた疾患に対する推奨度[3]
（日本皮膚科学会ケミカルピーリングガイドライン 改訂第3版）

疾患		試薬名	推奨度
痤瘡	非炎症性皮疹	グリコール酸	C1
	炎症性皮疹	サリチル酸（マクロゴール基剤）	C1
		サリチル酸（エタノール基剤）	C2
	陥凹性瘢痕	グリコール酸	C2[#]
		トリクロロ酢酸	C2
日光（性）黒子	小斑型	グリコール酸	C1
		サリチル酸（マクロゴール基剤）	C1
		サリチル酸（エタノール基剤）	C2[#]
	大斑型	トリクロロ酢酸	C2[#]
肝斑		グリコール酸	C2[#]
		サリチル酸（マクロゴール基剤）	C2
		サリチル酸（エタノール基剤）	C2[#]
		乳酸	C2[#]
		トリクロロ酢酸	C2[#]
雀卵斑		グリコール酸	C2
炎症後色素沈着		グリコール酸	C2[#]
小じわ		グリコール酸	C1
		サリチル酸（マクロゴール基剤）	C1

推奨度C1：良質な根拠は少ないが，選択肢の一つとして推奨する（質の劣るⅢ－Ⅳ，良質な複数のⅤ，あるいは委員会が認めるⅥ）

推奨度C2：十分な根拠がないので，現時点では推奨できない（有効のエビデンスがない，あるいは無効であるエビデンスがある）
（#：欧米の報告を参考文献とした）

（古川福実ほか：日皮会誌 118（3）：347, 2008 ©日本皮膚科学会）

結果，治療1カ月後には両者とも有意な皮疹数の減少を認めた．また，治療2カ月後では，サリチル酸ピーリングでは治療効果が継続していたと報告している．

グリコール酸ピーリングについては，本邦でのガイドライン作成時にわれわれが見落としていた，1999年に報告された70％グリコール酸とジェスナー液を用いた無作為化単盲検ハーフサイド対照比較試験がある[6]．平均年齢19歳の計26名（男性4名，女性22名）で計3回の治療における痤瘡のGrade，有害事象と患者アンケートで有効性を検証している．その結果，治療2週後では，両者とも有意に痤瘡のGradeの低下が認められ，また，軽度の有害事象である皮膚剥離に関しては，グリコール酸のグループで有意に少なかった．治療終了後に行われた患者アンケート調査では，次回の治療時にはグリコール酸ピーリングを希望する患者が多く認められたことより，グリコール酸ピーリングの痤瘡における有効性は高いと結論づけられた．

また，本邦で上田らによって開発されたサリチル酸マクロゴールに関しては，2012年に多施設無作為化二重盲検ハーフサイド対照比較試験の結果が報告された[7]．10施設で計35名（男性7名，女性28名）の痤瘡患者に対して2週ごとに計6回治療が行われ，サリチル酸マクロゴールピーリングの痤瘡皮疹に対する有効性と，アンケート調査による評価がなされた．その結果，炎症性皮疹・非炎症性皮疹ともに，4回治療後で有意に効果が認められた．

まとめ

今回，痤瘡治療に対するケミカルピーリングの有効性を「ケミカルピーリングガイドライン（改訂第3版）」[3]作成後に発表された論文と，当科で行った未報告のグリコール酸ピーリング臨床試験を紹介した．

なお，痤瘡の治療に関しては，アダパレンや過酸化ベンゾイルなどの有効な治療法が保険適用になったことより，痤瘡ガイドラインは「尋常性痤瘡治療ガイドライン2016」として改訂された．

ケミカルピーリングは保険適用外であり，また，

保険適用のある治療との比較は行われていないことより，エビデンスレベルは上がったにもかかわらず，推奨度のランクアップは認められていない．

　ケミカルピーリングが保険外治療である以上は，ガイドラインという"標準の治療指針"のなかでは，推奨度を期待することはできないであろう．どのように臨床に取り入れていくかは，皮膚科医のモチベーションに左右されるようである．

本稿はVisual Dermatorogy 2013年6月号に掲載したものを単行本用に一部加筆・改変し，再掲載した．

Key words

ケミカルピーリング，ケミカルピーリングガイドライン

文献

1) 古川福実ほか：日皮会誌 111: 2081, 2001
2) Yamamoto Y et al: J Dermatol 39: 321, 2012
3) 古川福実ほか：日皮会誌 118: 347, 2008
4) Takenaka Y et al: J Dermatol 39: 350, 2012
5) Kessler E et al: Dermatol Surg 34: 45, 2008
6) Kim SW et al: Dermatol Surg 25: 270, 1999
7) 大日輝記ほか：Aesthetic Dermatol 22: 31, 2012
8) 林 伸和ほか：日皮会誌 126: 1045, 2016

第5章 施術による治療

5 エレクトロポレーション

坪内 利江子

はじめに

経皮的に薬剤や成分を効率よく導入するために，パッチ，リポソームのような薬剤の設計，マイクロニードルの改良，レーザー機器やプラズマを活用する方法など，さまざまな手法が検討されている．エレクトロポレーション（electroporation：EP）は，イオントフォレーシス（iontophoresis：IP）やソノフォレーシス（sonophoresis）と同様に，電気エネルギーを利用する非侵襲的な導入方法である．元来，遺伝子やDNAを細胞へ導入するための手法として確立されていた．その後Prausnitzら[1]が，皮膚に発生した電場によって水溶性の通路が形成し，物質を輸送しやすくなること，それは可逆性であることを明らかにし，以来，化学療法や美容領域を中心に臨床応用がされてきている．

EPのメカニズム

EPは，高電圧でナノ秒（ns）からミリ秒（ms）オーダーのパルス電圧の負荷により，脂質構造やタンパク質構造を一時的に変えて小孔を作成し，その孔によって物質を細胞内へ導入する方法である．細胞懸濁液に電気パルスによって生じた電場を与えると，細胞の脂質二重層膜に構造変化がおこり，疎水性領域に電気穿孔と称される親水性の小孔が作成される（図1）[2]．この結果，細胞外から細胞内への分子の流入量が顕著に増大する．

皮膚におけるEP

(1) EPが発生する要素と経皮通路

EPの発生を皮膚の抵抗で解析した研究[2]によれば，EPの程度は，電圧，周波数とパルスの長さに依存することが明らかになっている．シングルパルスの場合は，電圧が高いほど，またパルス幅が長いほど皮膚の抵抗が下がる傾向にある．一方，複数のパルス波が連続する場合は，電圧以外に複数のパルス波の総和時間，パルス幅，周波数，電極の総接触時間の要素も重要になる．周波数は50 Hz以上になると皮膚の抵抗は下がりやすくなり，長時間のEP効果のためには少なくとも数100 Hz以上が必要である[2]．また，パルス幅およびパルスのピークが増加するにつれて皮膚の抵抗は回復しにくいことがわかっている[2]．

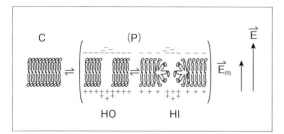

図1 脂質膜の孔の辺縁における脂質の分子リアレンジメントを表す特異的な化学状態移行のスキーム
（文献2より引用，一部改変）
＋電極から－電極への電場（E）の変化によって疎水性（HO）から親水性（HI）へ変化する．
C：閉じた状態，P：孔の状態

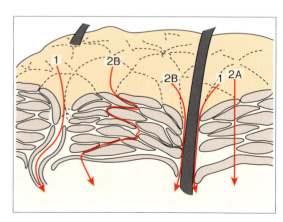

図2 皮膚におけるエレクトロポレーションの通路のイメージ（文献2より引用，一部改変）
(1) 付属器からの通路
(2A) 表皮細胞と細胞間脂質を直接通り抜ける通路
(2B) 細胞間脂質のうち水分が多い層を蛇行して通る通路．これは脂質層を貫いたり付属器近傍を通るルートもある．

細胞膜を通過させるのに必要な膜電圧は，通常 0.5 〜 1.0 V である．皮膚の角層では細胞膜のリン脂質二重膜が 100 枚重なっていると仮定すると，角層全体に電気的通路を作成させるための電圧は，その 100 倍の 50 〜 100 V と予測される．

実際に，皮膚にかかる電圧の強さによって角層の状態および物質輸送の経路は変化することが明らかとなっている．5 V 以下の場合には IP 効果が発生し，5 〜 50 V の場合には汗腺や毛包のような付属器周囲からの吸収が主体であり，付属器近傍で EP が発生する．そして 50 V 以上の場合には，付属器の位置に無関係に角層全体に EP がみられる[2]．

また，EP によって実際に経皮的に形成される通路は，付属器からの通路，表皮細胞と細胞間脂質を直接通り抜ける通路，脂質層や付属器近傍を通るなど細胞間脂質のうち水分が多い層を蛇行して通る通路と，何種類かが同時に発生していることが考えられる（図 2）[2]．

(2) EP の孔の性質

EP で発生する一過性の小孔は，通電時に一斉に開口するのではなく，独立して発生し，その部位に開いたり閉じたりさまざまな段階の小孔があるとされている[2]．EP で発生する孔は非常に小さく開口している時間もとても短いため，実際の孔自体を画像で捉えるのは簡単ではないが，フリーズフラクチャー電子顕微鏡では，ヒト角層において部分的に粗い表面，ネットワーク構造，球状変形が観察されている[3]．

パルス後に発生した孔はすぐ縮小し，半径〜 1 nm までの小さい孔になり，ゆっくりと減衰する．シングルパルス幅が 100 ns から 1 ms のときは，そのエリアに 10,000 ± 100 の孔が形成される．パルス幅が増加するにつれて孔のサイズは大きく変化し，マイクロ秒（μs）以上のパルス幅になると，大きな一過性の孔が続いて発生するようになることがわかっている[2]．

孔の発生は確率的であるため，発生および回復時間は必ずしも正確に同じではないが，セラミド

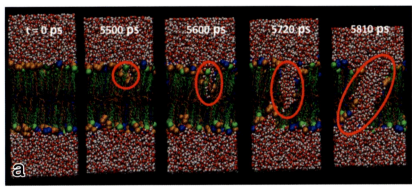

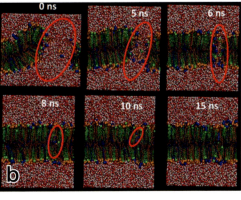

図 3　EP による孔の発生と回復の経時的変化の一例（文献 4 より転載）
(a) 1.0 V/nm の電場の時，5,500 ps から上のリン脂質層に凹みがおこり，徐々に孔が大きくなり 5,810 ps で孔が開通している（脂質の分子は線状に配列している．オレンジが CER，緑が CHOL，青が FFA）．
(b) 電場を除去した後の孔の回復の一例．

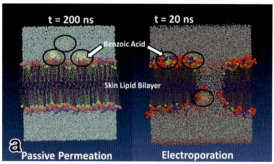

図4　安息香酸（Benzoic acid）の導入（文献4より転載）
(a) 受動浸透では200 ns経過してもほとんど導入されないが，EPの場合20 ns後に導入されている．
(b) 経時的な導入の様子（赤丸が安息香酸）

(CER），遊離脂肪酸（FFA），コレステロール（CHOL）よりなるリン脂質二重膜の角層モデルにおいて，孔の発生と回復の様子が詳細に観察されている（図3）[4]．

たとえば，1.0 V/nmの電場では5,500 psから上層の膜にへこみが現れ，徐々に下の層に拡がって孔を形成している．孔はCERやFFAで取り囲まれており，CERとFFAの配列変化によって水溶性の孔を形成した可能性がある．また，孔は0.25 V/nm以上の電場で安定し，電場が大きくなるほど，孔が発生するまでの時間は短くなり孔は大きくなりやすい．また，この研究では，孔は〜15–20 nsで閉じ，孔の開口している時間は，電場の大きさや構成する脂質の成分のバランスによって異なり，〜2–100 nsの幅がみられている[4]．

(3) EPによる物質の経皮導入

EPは，美容領域だけではなく，多様な疾患に対して多様な薬剤や高分子を経皮的に全身に到達させるドラッグデリバリーとしても応用されている[2,5]．

1,000 g mol^{-1}までの水溶性の分子は半径1 nmの孔でも通り，1,000 g mol^{-1}以上の高分子の場合は孔を通過するときに一過性に孔を大きくし，孔を長く開かせると考えられている[2]．実際，ビタミンC（アスコルビル酸）は，60〜100 Vにおける2.7〜30 msの6連続のパルスにてEPを併用した場合には，塗布のみの場合と比較してかなり大量に導入されることが確認されている[6]．

図3のモデルにおける安息香酸の導入の様子を図4に示す．そのモデルでは，角層を構成する脂質の種類やバランスによって孔の状態は変わり，そのため導入の程度が変わることが示唆されている[4]．また，実際の皮膚では，角層だけでなく顆粒層のケラトヒアリン顆粒もバリアになると考えられ，そのために物質は，均等ではなく部分的には深く浸透するが，一部では角層にとどまると考えられる．

また，電場によってはEPと同時にIPも発生することがあり，導入成分の水と脂質のバランスや分子量も考慮する必要がある[5]．

このように，EPによる実際の経皮導入における電場の条件設定には多様な要素が加わる．

美容皮膚科領域への応用

(1) 乾燥肌

ヒアルロン酸などの保湿成分をEPで導入すると理論的に水分も導入されるため[5]，落屑や枇糠疹が目立つ状態であっても，1回で乾燥症状が著明に改善することが多い．乾燥からの炎症で軽度の紅斑がある状態でも通常有害事象なく施行でき，一定の効果を得られる．

EPは外用療法に比し短期間で保湿が見込めることで，敏感状態や痒みの早期回復が期待できる．

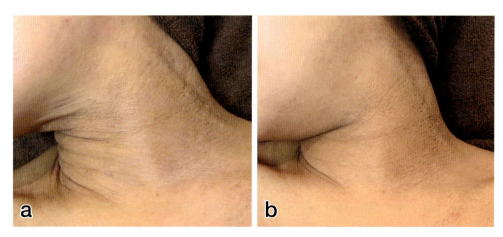

図5 臨床例：アトピー性皮膚炎におけるダーティーネック（文献5より転載）
（a）施行前，一部に軽度紅斑および苔癬化がみられ，深いさざ波状の萎縮と濃い褐色の色素沈着がみられる．
（b）ビタミンCおよびトラネキサム酸，ハイドロキノンを1〜2週間ごとに8回導入したところ，紅斑および苔癬化はほぼ消褪し，色素沈着は軽快した．萎縮はわずかに軽快した．

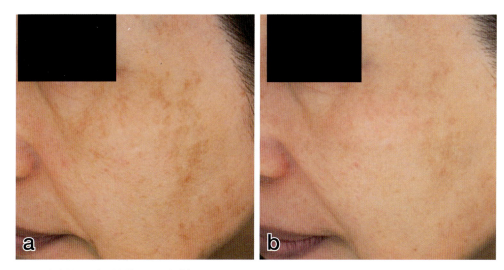

図6 臨床例：肝斑（文献5より転載）
（a）施行前
（b）ビタミンC，トラネキサム酸，ハイドロキノンの導入を約2週間ごとに5回施行2週間後．肝斑の改善のみならず顔全体の明度の上昇，老人性色素斑，肌理の改善が明らかである．

とくに女性の顔の場合，早期に回復しないと自己判断でスキンケア商品に頼ったりメイクを再開しがちであり，症状が長引きやすい．角層機能を速やかに良好にすることで，スキンケアの使用やメイクが早く再開できることになり，QOLの向上に役立つ．

ただし，炎症が強く通電することやEP機器のプローブの摩擦で増悪が懸念される場合は，部分的にテスト施行をするのが望ましい．

（2）アトピー性皮膚炎およびその色素沈着

活動性がある時期には，炎症や搔破行動を抑制する基本治療に加えて，EPの併用により外用ステロイドの減量が容易になることもある．

一方，後遺症であるいわゆるダーティネックや，肘窩膝窩，鼠径部など間擦部の色素沈着は，組織学的色素失調症を伴うことも多いため，通常の外

用療法ではむずかしく，真皮のメラニンに対するアプローチを考慮することが必要である．頸部においてビタミンC誘導体やトラネキサム酸，炎症がない場合はハイドロキノンを1〜2週間ごとに5回導入したところ，85％の患者に明らかな色の改善がみられ，同時にほぼ全例が乾燥状態および瘙痒感の改善を自覚した[5]．1回の施行でも保湿により視覚的に透明感が高くなるためか明度の改善がみられ，また皮膚の質感が大きく変化するため，患者の満足度は高い（図5）[5]．ただし，さざ波状に皮膚萎縮がある場合には凹凸の陰により黒ずんでみえるため，萎縮を改善させるためのタイトニング作用がある RF 機器などの併用が望ましい．

(3) 肝斑

約2週ごとにハイドロキノン，トラネキサム酸，ビタミンCを5回継続したところ，1回終了時に改善が60％，5回終了後は著明改善および改善が75％であった（図6）[5]．このように，肝斑に対してEP1回のみの施行でも良好な結果を得られ，治療継続によって改善傾向がみられた同様な報告がある[7]．

しかしながら，肝斑は紫外線やストレスなどによって容易に再燃しうる疾患であるため，継続的な経過観察や治療が必要である．

(4) エイジングスキンの改善

ビタミンC誘導体（アプレシエ，APPS）を使用した30名におけるハーフサイド試験において，EPによってしみ，しわ，肌理，たるみに対する改善が確認されている[8]．加齢や光老化に伴い形成されるしわ，とくに眼囲のしわに対しては保湿効果が高い成分導入によって高い効果が期待できる．また，アミノ酸やビタミン，ヒアルロン酸などのカクテル製剤を約2週ごとにEPで導入すると，老人性色素斑，しわ，肌理の改善に対し良好な結果を得ている[5]．

(5) 痤瘡

毛包系においては比較的低電圧でもEPがおこるため，よい適応となる．活動期の皮疹は抗生剤の導入によって軽快しやすい．また，ビタミンCは抗酸化作用および皮脂抑制作用があり，古くからIPでの導入が活用されてきているが，EPではIPよりも数十倍以上の導入効果があることがわかっており，慢性経過による酒皶に似た紅斑の抑制にはとくに効果的である．また炎症後色素沈着に対しても，ハイドロキノンなどの美白作用の製剤の導入によって改善が見込める．

(6) 多汗症

多汗症に対して，ボツリヌス菌毒素のタンパクによる治療の長期有効性が確立されているが，施術時に針を頻回に刺すことによる疼痛が課題である．メソポレーションでは同単位を注射で入れるよりやや治療効果は減弱したり，個体差がありうる[5]が，非侵襲性のため治療法の選択肢になりうると考える．

(7) 育毛

治療ターゲットの毛包にはEPがおきやすいため，育毛成分の導入が期待できる．ただ臨床の現場では，軽度の疎毛の場合のプローブの使用方法や製剤塗布後のヘアスタイリングが課題になる．到達深度を考慮した場合，毛母細胞よりも幹細胞をターゲットにした治療成分であれば，効果が期待できると考える．

(8) 美容施術のための麻酔

疼痛を伴うレーザーや注射のための表面麻酔をEPで導入することで，より早く麻酔効果が高まることがある[5]．

(9) セルライト

EPによってセルライトおよびボディラインが改善したという報告が散見されるが，いずれも治療効果は軽度であり，使用薬剤も多様であることより，EPの最適条件のさらなる検討が必要と考える．

(10) 表情筋のしわ

筆者は前頭筋のボトックス導入をケミカルピーリング後EPで試み有効であった症例を報告している[5]が，同じ患者に対してEPのみの場合で施行したところ，同様の効果は得られなかった．

美容皮膚科領域の今後の展望とピットフォール

　EPは単独でも効果があるが，IPと併用するとより導入効果が高くなることが明らかになっている[5]．このため，市場にはEP単独機器だけではなく，IPを併用した機器が少なくない．また，機器のスペック上は角層にEPがおこるための50 V以上となっていても，実際に顔面に50 Vで施行すると，刺激，痛みや紅斑が発生しやすいため，30 V程度までの設定で施行されることが多い．また，スペックが30 Vに満たない医療用のEP機器であっても，臨床的には有効であるとされている．どちらの場合も角層全体のEPというより毛包系の導入が大きくなっている可能性も理論的に示唆される．また，どの機器においても設定条件ごとの導入可能な物質の分子量や深達度に関して明確なデータは公開されていない．

　理論上あるいは経験上，ターゲットが浅いほどあるいは毛包系であるほど有効性が期待できると推察される一方，真皮深層より深部をターゲットにした治療の効果は不安定であり，有用性を確立するにはまだ課題が多い．

　EPでは，IPのように必ずしもイオン化されない物質でも導入されるため，成分の選択の幅が広い反面，電場の条件と導入可能な分子量の限界は不明である．したがって，確実に効果を期待するのであれば，角層を通過する程度の大きさの分子量の成分を選択することになろう．

まとめ

　EPは角層のリン脂質の構造を電気的に変化させ，ナノ秒レベルの小孔をランダムに開け，非侵襲的に高分子の物質を皮膚深部に届けることができる技術である．導入成分，導入時の皮膚の角層の状態，ターゲットの深さによって電気的条件設定を詳細に変える必要があると推定される．今後最適なプロトコール決定のためのさらなる検討が期待される．

Key words

エレクトロポレーション，ドラッグデリバリー

文献

1) Prausnitz MR et al: Proc Natl Acad Sci USA 90: 10504, 1993
2) Vaughan TE, Weaver JC: Electrochemotherapy, Electrogenetherapy, and Transdermal Drug Delivery: Electrically Mediated Delivery of Molecules to Cells（Jaroszeski MJ, Heller R, Gilbert R eds.），Humana Press, New Jersey, p.187-211, 2000
3) Jadoul A et al: J Investig Dermatol Symp Proc 3: 153, 1998
4) Gupta R, Rai B: Langmuir 34: 5860, 2018
5) 坪内利江子: MB Derma 262: 19, 2017
6) Zhang L et al: Bioelectrochem Bioenerg 48: 453, 1999
7) 宮田成章: 日美外報 33: 112, 2011
8) 久保田由美子: Aesthetic Dermatol 20: 142, 2010

第5章 施術による治療

6 注入療法

岩城　佳津美

はじめに

2009年にアラガン・ジャパン社のA型ボツリヌス毒素製剤が，次いで2014年に同社のヒアルロン酸製剤，2015年にはガルデルマ社のヒアルロン酸製剤が厚生労働省の製造販売承認を取得したことにより，近年注入療法に参入する医師が急増している．巷では「プチ整形」とよばれ，非観血的・ほぼダウンタイムなしに良好な結果を得ることができるため，施術も安易なイメージで捉えられがちであるが，とくにヒアルロン酸注入は，ブラインド外科手技であるということを忘れてはならない．フィラー製剤の血管塞栓による失明や皮膚壊死など重篤な副作用を回避するために，顔面の解剖学を熟知し，正しい技術を身につけることが重要である．また，良好な結果を得るためには，解剖学に基づいた老化プロセスを十分に理解しておく必要がある．

ヒアルロン酸注入でできること，できないこと

ひと昔前は，皮膚の溝（しわ）直下にフィラーを注入し，しわを埋め立てるという注入法が主流であったが，製剤や注入技術の進歩により，フィラー注入で多彩な効果を得ることが可能になった[1]（図1）．フィラー注入は，解剖学的要素を考慮しながら，これらの手技を組み合わせていく施術である．そこにフィラー注入のおもしろさがある．

一方，フィラー注入でできないことは，余剰皮膚を取り除くこと・脂肪の減量（増量・移動は可能）・骨の位置移動（骨の増量による前方移動は可能だが，後退させることは不可能）である．また，脂肪が非常に多く重いタイプの顔や，ボリュームロス（とくに骨萎縮）が非常に大きいタイプの顔は，フィラー注入だけでは十分な改善がむずかしい．

解剖学的に理にかなった注入を

しわが深くなる要因は，局所だけにあるのではない．人間の顔は，寝ているとき以外は水平ではなく垂直になるため，上から重力の影響を受ける．重力によって軟部組織がずり落ち，靱帯などの固定された部位でせき止められ，しわやたるみとして現れる．重力の影響だけでなく，隣接する組織や異なる層からの二次的変化も加わるため，顔面の加齢変化は非常に複雑な過程となる[2]．したがって，単に局所にフィラーを注入し，しわを埋め立てるだけでは自然かつ美しい改善が得られない．解剖学的にしわやたるみの成因を考慮し，その要因を解除するような注入を行うことが重要である．そのためには，解剖学的加齢変化を熟知しておくことが必要となる．

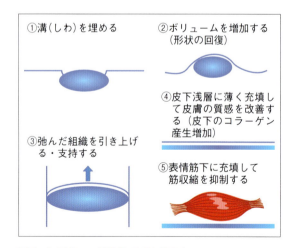

図1　ヒアルロン酸注入でできること

解剖学的加齢変化とその対処法

各層ごとの変化および隣接組織との相互作用を理解しておく必要がある．

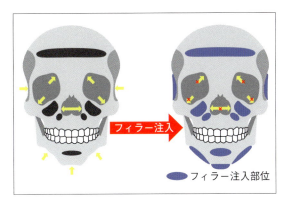

図2　顔面骨格の萎縮変形はフィラーで補正できる

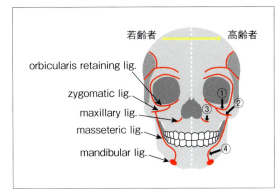

図3　主要な支持靭帯と加齢によってたるみやすい部位
① orbicularis retaining lig. の外側
② zygomatic lig. の外側
③ maxillary lig.
④ masseteric lig. の下方

図4　支持靭帯弛みの原因とフィラー注入による補正

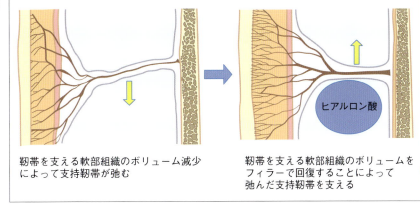

(1) 顔面骨格

特定の部位が骨萎縮により変形する．とくに，眼窩の拡大・上顎骨，下顎骨の萎縮は外観に多大な影響を及ぼす．眼窩や梨状孔など穴の開いている部分以外は，フィラーを骨膜上に注入することで，その形状をある程度補正することが可能である（図2）．

(2) 支持靭帯

支持靭帯は，各層を顔面骨格につなぎとめる結合組織である．骨から真皮までを貫く真性支持靭帯と，筋膜から真皮をつなぐ柵状の偽性支持靭帯がある．支持靭帯は，加齢とともに伸びて弛みやすい部位がある（図3）．靭帯は脂肪コンパートメント間に位置するため，靭帯が弛むと上の脂肪もずり落ち，靭帯の上に乗りかかる，あるいは逸脱して下垂し，外観上のしわ・たるみの要因となる．靭帯の弛みは外観に現れるしわ・たるみとほぼ一致する．とくに orbicularis retaining lig. と zygomatic lig. の弛みは，中顔面だけでなく下顔面にまで影響を及ぼす．masseteric lig. の内側下方への弛みは，下顎部のたるみ，マリオネットライン形成の主要因となる[1]．

支持靭帯の弛みは，それを支える軟部組織のボリューム減少が大きな要因なので，靭帯を支える部位にフィラーを注入することによって弛んだ靭帯を支持補強し，引き上げることができる（図4）．この，靭帯を意識した注入法が近年主流になってきており，解剖学的に理にかなった注入手技である．

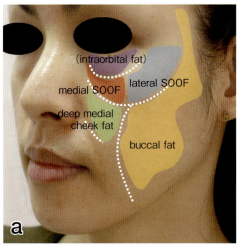
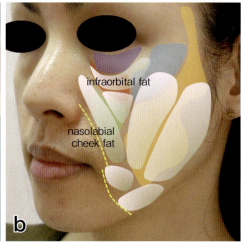

図5　顔面の脂肪コンパートメント
(a) deep cheek fat compartment
(b) superficial cheek fat compartment

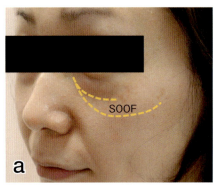
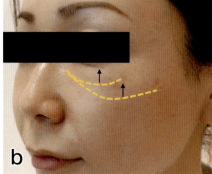

図6　SOOF内にフィラーを注入し頬の形状を改善した症例
(a) 注入前
(b) SOOFにフィラーを0.7 mL注入後
orbicularis retaining lig.とzygomatic lig.の間に位置するsuborbicularis oculi fat（SOOF）にフィラーを注入することによって，頬の形状が改善するとともに靱帯も引き上がっている．

(3) 脂肪コンパートメント

　深層および浅層脂肪があり，各コンパートメント間には支持靱帯が存在する（図5）．基本，加齢とともに脂肪は萎縮していく．脂肪はクッションの中綿のように，顔面のふっくらとした形状保持に重要で，とくに深層脂肪が萎縮すると痩せこけた外観となってしまう．浅層脂肪が萎縮すると，コンパートメント間の境界が皮膚のしわとなって現れるようになる[3]．

　萎縮した脂肪をフィラーで増量補正することによって，外観の形状が回復するだけでなく，その境界にある支持靱帯も引き上がる．また，脂肪コンパートメントを意識して注入することにより，輪郭の形状デザインも可能である（図6）．

(4) 筋肉（表情筋）

　表情筋は骨格筋と異なり，筋の停止が骨ではなく軟部組織であるものが多い．したがって，軟部組織の下垂とともに垂れ下がりやすい．また加齢とともに，過緊張，非薄化，肥大などの変化が生じる．表情筋の過収縮についてはボツリヌストキシン注射が一般的であるが，顎や額では骨萎縮が筋の過収縮の要因になるため，骨膜上にフィラー

図7 シンメトリー（左右対称性）の重要性
(a) 注入前
(b) 左半顔のみ注入後
注入前は輪郭に左右差（アシンメトリー）がみられる．たるみの程度が強い左半顔にのみヒアルロン酸注入を行い，輪郭をシンメトリー（左右対称）に整えた．右半顔には一切注入していないにもかかわらず，注入後は顔全体が引き締まった印象になり，若々しくみえるようになった．

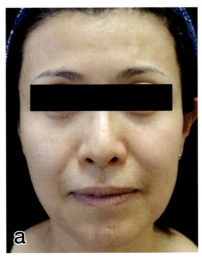
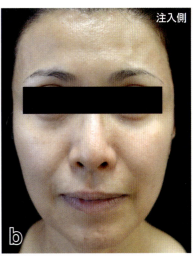

を注入し，形状を補正すると同時に過収縮を抑制することができる．ボツリヌストキシン注射に比べ，効果が穏やかなため，眼瞼下垂がある患者にも施術可能である．

(5) 皮膚

皮膚は加齢とともに弾力性を失い，表面積が拡大する．高齢者へのフィラー注入においては，伸展してしまった皮膚がぴんと張るまで注入すると過矯正となり，不自然な仕上がりになってしまうため，皮膚の加齢変化を考慮しながら注入する必要がある．皮膚に対しては，ヒアルロン酸注入による繊維芽細胞の物理的な伸展刺激によって，コラーゲン産生が促進されることが証明されている[4]．皮下浅層をカニューレで広範囲に剥離し，ヒアルロン酸をシート状に薄く注入する方法は，剥離操作による創傷治癒機転と繊維芽細胞の伸展刺激によって肌の張りや小じわの改善が期待できる．

フィラー注入のゴール

フィラー注入のゴールは，既述した注入手技を組み合わせ，美しい輪郭を造ることだと筆者は考えている．「見た目のよさ」に直接的に関与する視覚要素として，輪郭（形）・色・テクスチャの3つが考えられ，そのうち輪郭（形）はとくに重要な要素といわれている[5]．また，輪郭のシンメトリー（左右対称性）も非常に重要な要素である（図7）．

患者のほとんどは，ほうれい線など局所のしわの改善だけを希望して来院するが，全体のバランス，つまり輪郭を整えるような施術を行っていかなければ，患者の満足度は低いものとなってしまう．患者が局所の治療を希望するのは，そこを治せばもっと美しくなる，若々しくなると思い込んでいるからであって，最終的な患者の希望は「美しい顔」「若々しい顔」なのである．患者教育も医師の重要なスキルのひとつだと考えている．

塞栓をおこさない注入テクニック

ヒアルロン酸注入にはさまざまなリスクが伴うが，もっとも避けるべき副作用は動脈塞栓である．それ以外の副作用についてはほとんどの場合が後遺症なく回復可能であるが，動脈塞栓は，皮膚壊死や失明など回復不可能な結果に至ることがあるため，絶対に避けなくてはならない．

重篤な結果に至る例は多くないが，軽微な症状のものを含めると，血管塞栓事故は非常に多いと推測される（医師も患者も，それと気がつかないまま治癒してしまっている例も少なくない）．

動脈への誤注入を避けるには，以下の点に留意する．

①解剖を熟知し，危険な部位・層への注入は極力避ける（血管走行のアノマリーも多いため，解剖学書をうのみにしない）．

②可能な限り，太めの鈍針カニューレを使用する．

③リスク部位においては，プランジャーの吸引テストを10秒以上行い逆血がないか確認する．

④逆血がないことを確認していても，注入時に針先が微妙に移動するため，一度に注入する量は0.1 mL以下に留め（とくに高リスクエリアにおいては0.05 mL注入するごとに軽く吸引テストを行うことが望ましい），非常にゆっくりと，動脈圧より低い注入圧で注入する．

⑤注入時はシリンジの目盛りばかりを見ずに，注入部位とその周辺の皮膚色変化に注意する．皮膚の蒼白変化がみられた場合は，あわてて針を抜かずに，いったんプランジャーを吸引してみるとよい．

⑥注入時の「手」の感覚は非常に重要である．いつもと違う感覚を感じた場合は，いったん手を止め，再度安全確認を行う．

どのようなベテラン医師が注入を行っても，塞栓事故は100％避けることはできないといわれているが，果たしてそうだろうか．筆者は他院で生じた塞栓事故例について相談を受ける機会が多くあるが，塞栓事故をおこした症例には，やはりなんらかの注入時のリスクが存在している．塞栓をおこした症例は，一度に注入する量が多い（0.1 mL以上～）場合がほとんどである．また，ベテラン医師の場合は，注入手技が速い場合が多い．外科手技において，施術スピードは一種のスキル

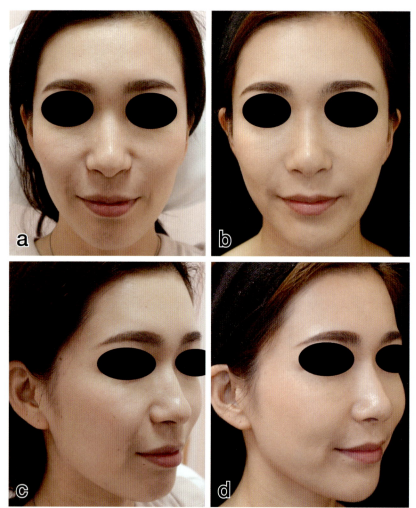

図8 30歳代前半，女性．フィラー注入例
（a, b）施術前
（c, d）6回施術後

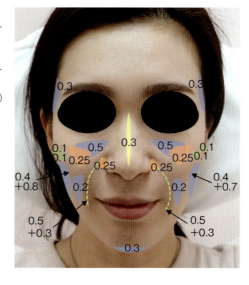

図9 6回施術の注入部位と量・製剤の種類
■ カルシウムハイドロキシアパタイト：レディエッセ®（Merz・ドイツ）
■ ヒアルロン酸：テオシアル®RHA 3（Teoxane・スイス）
■ ヒアルロン酸：ジュビダームビスタ®ウルトラXC（アラガン・ジャパン・日本）
■ ヒアルロン酸：クレヴィエルコントゥール（AESTURA・韓国）

とみなされがちであるが，フィラー注入においては，スピードはリスク因子でしかない．もっとも重要なのは，非常にゆっくり，低い圧で，少量ずつ注入するということである．さらに，塞栓がおこってしまった場合に，すぐにそれと気づく眼を養っておくことである．少量の誤注入であれば，ただちに適切な処置を行うことによって大事に至ることを回避できる．万が一の事故に備え，ヒアルロン酸分解酵素であるヒアルロニダーゼ製剤を多めに用意しておくこと（10 V以上常備しておくことが望ましい），そして対処法を身につけておくことは，いうまでもない（塞栓の対処法については多くの文献・教科書に記載されているので，入手し熟読しておく必要がある）．

症例

フィラー注入のゴールである美しい輪郭とシンメトリーにこだわった症例の一例（図8）．2年半にわたり，合計6回の注入を行った結果である．注入前は輪郭の左右差が目立ち，全体的に痩せこけた印象で，とくに中顔面領域のボリュームロスが目立つ．図に示した部位に7.9 mL（6回の合計）のフィラーを注入した（図9）．注入後は左右差が解消し，若々しく美しいシンメトリーな逆卵型の輪郭が得られている．この仕上がりが，筆者が考えるフィラー注入のゴールである．これ以上の注入はかえって不自然さが出てくるため，今後は，この状態を維持するためのメンテナンス注入を1〜2年ごとに行っていく予定である．

Key words

ヒアルロン酸，ヒアルロン酸注入，フィラー注入，支持靱帯，輪郭

参考文献

1) 岩城佳津美：フェイシャル・フィラー注入の極意と部位別テクニック，克誠堂出版，東京，2017
2) Bryan Mendelson, Chin-Ho Wong: Plastic Surgery 3rd ed（Volume 2），Elsevier Saunders, London, p.78, 2012
3) Joel E. Pessa, Rod J. Rohrich: Facial Topography: Clinical Anatomy of the Face, Quality Medical Publishing, St. Louis, p.47, 2012
4) Wang F et al: Arch Dermatol 143: 155, 2007
5) 酒井浩二, 山本嘉一郎：年報人間関係学 8: 25, 2005

第5章 施術による治療

7 レーザートーニングの実際

上中　智香子，神人　正寿，山本　有紀

はじめに

　肝斑は，主に30代以降の女性の顔面に左右対称性に生じる，難治性の後天性斑状色素沈着症である．肝斑は，メラノサイトが活性化している病態のため，従来のQスイッチルビーレーザー治療では炎症後色素沈着が発生し，色素病変が増強することから禁忌とされていた[1]．
　2004年にQスイッチNd:YAGレーザーが開発され，2008年より肝斑に対するレーザートーニング治療の報告例が散見されるようになった[2]．QスイッチNd:YAGレーザーの1,064 nmの波長は，メラニンとヘモグロビンの両方に吸収され，かつ組織深達度が高いという特性がある．レーザートーニングとは，エネルギー密度が均一なビームプロファイル（トップハット型）の本レーザーを用いて，低出力・複数の照射パスを中空照射する方法である．穏やかな加熱でメラニン色素を非侵襲的に除去し，炎症による増悪や色素沈着を抑えながら症状を改善していくことができるとされている．また，形成外科診療ガイドラインよれば，肝斑に低出力QスイッチNd:YAGレーザーは有効である（グレードC1）と推奨されている[3]．しかし一方で，本治療による斑状の色素脱失や病変の増悪などの副作用も報告されている．本項では，当科で検討された結果に基づいてレーザートーニングの有効性・注意すべき点などを，国内外での文献を交えて報告する．

レーザートーニングの施術方法

(1) 適応疾患

　適応疾患として肝斑以外に，表皮のメラニンが過剰な病態である，一般的な治療では難治な雀卵斑，小斑型の老人性色素斑，炎症後色素沈着や扁平母斑に対してレーザートーニングを適応している施設もある．
　肝斑においては，標準的な治療を施行しても病変が残存する難治症例や，内服もしくは外用ができない症例に対して適応されている．とくに老人性色素斑が多発した病変や後天性真皮メラノサイトーシスは肝斑と誤診することや両者が合併することが多いため，専門医による的確な診断が必要となる．

(2) 施術前の確認事項

　老人性色素斑は光老化が病態となっているが，肝斑は紫外線曝露，ホルモン異常，遺伝的素因，薬剤性，過度な摩擦等といったさまざまな病態が考えられる．患者の基礎疾患や皮膚の状態，光線過敏症の有無，ピル服用の有無，金製剤の内服既往，後述するプレトリートメントの状況，日焼けの状況，施術前に化粧をしっかり除去されているかなどを確認する[4]．治療前後における毎回の写真撮影は必須で，肝斑におけるUV写真撮影では紫外線障害による脱色素斑が施術前から認め，治療によって生じた脱色素斑と区別できるとされている[4]．また，UV写真撮影により数カ月前から脱色素斑の予兆が確認できるため，本撮影方法を施行することが望ましいとされている[5〜7]．

(3) 施術前の治療（プレトリートメント）

　本邦では，一般的に遮光と保湿剤を用いたスキンケア，過度な刺激を加えないようにする生活指導とともに，プレトリートメントして抗プラスミン作用をもつトラネキサム酸等の内服・美白剤の外用を約3カ月間行うよう推奨されている[4]．肝斑治療においては標準的な治療とスキンケア指導が第1選択であり，レーザートーニングの適応かどうか1カ月ごとに判定を行う[4]．なお，夏季には施術を施行しないように治療計画を立てる．

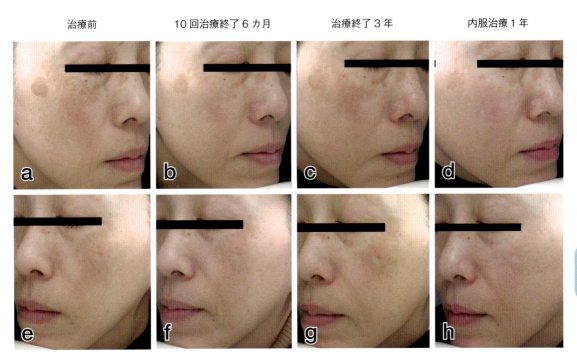

図1 40歳，女性．肝斑著効例の臨床経過（a〜d：照射側，e〜h：非照射側）
頰部に大斑型老人性色素斑と肝斑が混在した症例．10回治療終了6カ月後まで照射側では著効を示したが，3年後には肝斑の再発を認めた．トラネキサム酸などの内服加療1年後には両側ともレーザートーニングと同等に色素斑の改善がみられた．

(4) 施術方法の実際

①施術中の疼痛対策

疼痛対策として，希望者には局所麻酔外用薬等を使用されているが，当科での検討では無麻酔で施行し，全例で施術時の疼痛は軽微であった．

②照射設定

山下らの報告では，energy fluence 2.8〜3.2 J/cm^2，照射スピード10 Hz，2〜3パス，ノンスタック（重ねて同じ所を照射しない），皮膚から2 cmほど離した中空照射の設定にて，1〜2週間間隔で計5〜12回照射，その後は1〜2カ月に1回の照射を施行されている[4]．本邦での照射出力について集計された報告では，1.0〜3.2 J/cm^2 と施設によりさまざまで，とくに最高値は3 J/cm^2 を超えていたが，最近では1.5〜2.5 J/cm^2 と照射出力を弱くする傾向になっている[8]．

③エンドポイントと後治療

エンドポイントは顔面に軽度の発赤が生じる程度とされているが，発赤が生じなくても効果が認められるとされる報告も散見される[4〜7]．後治療としては，施術直後に局所の冷却を行い，前述のプレトリートメントの継続とともに，治療の翌日よりサンスクリーン剤の使用と遮光の徹底に努め，皮膚が乾燥しやすいため保湿剤などでの保湿を十分に行うよう勧める．

(5) 治療効果と再発率

加王が2008年から2014年までの国内外の報告例を集計したところ，観察期間1〜12カ月間のうち肝斑に対しての有効性は44.0〜92.5％であったが，再発率は5.7〜100％であった．なお，観察期間と再発率に一定の傾向は認められなかったとされている[8]．

(6) 副作用

副作用として，色素脱失や色素増強，肝斑の悪化，熱アレルギーによる湿疹・毛包炎，青色変化などが報告されている[4]．とくに重大な副作用である色素増強は5〜18.2％，色素脱失は1.1〜13.6％の発生率とされている[8]．

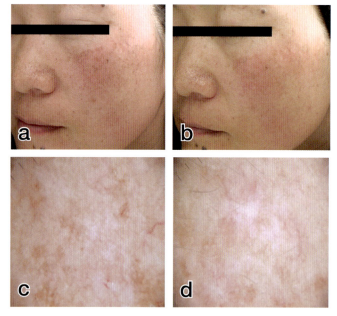

図2 42歳，女性．肝斑無効例の臨床経過
（a, b：照射側，c, d：病変部のダーモスコピー像）
頬部に毛細血管の拡張を伴った肝斑症例で，10回治療終了6カ月後まで色素斑の増悪は認めなかったものの，無効と判定した．ダーモスコピー像においても，治療前に毛細血管拡張を認め，紅斑値も高値であった．

諸外国における脱色素斑が生じた報告例では，energy fluence 3.0 J/cm² 以上や 10 Hz と高値の設定，過剰なパス数といった出力の過剰によるものや，施術回数（6～10回を超える回数）や施術間隔（1週間間隔）といった総レーザー照射量による細胞毒性に関与があるとされている[9〜11]．Sugawara らは，1.2 J/cm² で1カ月間隔の照射設定にて良好な結果を得ており，色素脱失の発生率は0%（0例/72例）と報告している．また，色素増強の原因は照射プロトコルに関係ないとされており[8]注意を要するため，MedLite C6（HOYA ConBio 社製）では現在，推奨される照射設定基準が記載されている．

当科での肝斑に対するハーフサイド比較試験

肝斑12症例の片側頬部に対して，MedLite C6 を用い，1,064 nm，6 mm 径，6 ns，energy fluence 2.0～2.5 J/cm²，5 Hz，3パス中空照射の設定にて，1週間間隔で計10回照射し，レーザートーニング単独療法の治療効果を検討した．医師による治療効果判定と Mexameter®（C+K 社製）による測定とともに，治療前後で皮膚生検を施行した．HE 染色とともに Fontana-Masson（FM）染色を用いて，表皮内メラニン量，真皮内メラノファージ数を測定した．また，免疫組織化学的検討として，TRP1抗体を用いて活性化メラノサイト数を，Anti-tryptase 抗体を用いて真皮上層の肥満細胞数を測定した．電子顕微鏡学的検討として，メラノソーム数の測定と Stage 分類（第I～IV期）を施行した．なお，本研究は和歌山県立医科大学の倫理委員会の許可を得ている[12]．

(1) 医師による治療効果判定

肝斑では5回治療後で12例中3例（25.0%），10回治療後で12例中5例（41.6%）が著効を示し，3例が無効と判定した．なお，治療終了6カ月後の再発率は22.2%であったが，1症例は3年後に肝斑の再発を示し，内服療法1年後には本治療法と同等に改善を認めた（図1）．

(2) Mexameter による解析

5回治療後より肝斑のメラニン・紅斑値は有意な低下を示し，治療終了6カ月後においてもメラニン値は低値を示した．また，無効症例では，著効例と比較して紅斑値の有意な高値を示した（図2）．

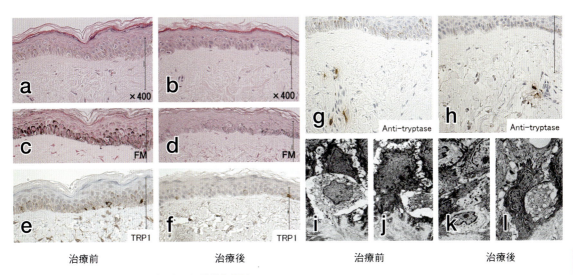

図3 40歳，女性．肝斑著効例の病理組織学的検討
表皮基底層から上層にかけてメラニン沈着を認めるが，治療後には真皮上層の血管数や血管径，表皮のメラニン量，活性化メラノサイトは減少した．電子顕微鏡学的所見（×3,000）ではメラノソーム総数は減少し，とくに第Ⅳ期メラノソーム数が減少した．

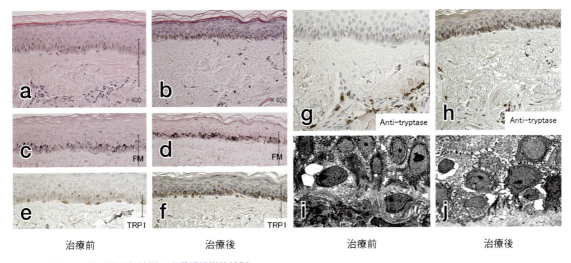

図4 42歳，女性．肝斑無効例の病理組織学的検討
治療前より著効症例と比較して角層が厚く，真皮上層の毛細血管径が有意に増大していた．治療後では表皮のメラニン量や活性化メラノサイトの変化を認めず，治療前の真皮上層毛細血管周囲において肥満細胞の浸潤を認めた．

(3) 光学顕微鏡学的検討

　肝斑では，治療前後で真皮上層の血管数や血管径，真皮メラノファージ数は有意に減少した（図3）が，無効症例では著効症例と比較して治療前では角層が厚く，真皮上層の毛細血管径が有意に増大していた（図4）．

(4) 特殊染色・免疫組織化学的検討

　治療前後で表皮のメラニン量や活性化メラノサイト数は減少したが（図3），無効症例では変化を認めず，治療前の真皮上層毛細血管周囲において肥満細胞の浸潤を認めた（図4）．

(5) 電子顕微鏡学的検討

　肝斑の著効症例では，治療前後でメラノソーム総数は有意に減少し，とくに第Ⅳ期メラノソーム数が有意に減少した．また，著効症例では治療後に核小体が明瞭で分葉な核をもつ未熟なメラノサ

イトが見受けられたが，メラノサイト数の減少は認めなかった（図3）．

(6) まとめ

本治療は，真皮上層毛細血管の増生を抑制し，真皮メラノファージ数や表皮メラニン量を減少させることで，肝斑の色素斑を改善させることが示唆された．なお，電子顕微鏡学的検索では，肝斑の著効症例においてとくに第Ⅳ期メラノソーム数が減少していた．

治療の限界

当科での検討では，治療前にMexameterにおける紅斑値が高く，病理組織学的には角層の厚い症例や真皮上層における毛細血管の拡張や肥満細胞の浸潤を認める症例は本治療の限界を示し，血管病変に作用する治療が試みられている．山下らは毛細血管拡張のある症例に対して，Genesis（1,064 nm，5 mm径，0.3 msec，13〜14 J/cm^2）によるロングパルスYAGレーザーピーリング治療を施行されている．また，同様の機器が多数販売されるに至り治療効果はさまざまで，2015年から本邦で導入されたピコ秒レーザーによるトーニング治療も開始され[7]，治療効果の検討が今後も必要である．

おわりに

診断・治療に苦慮する再発性難治性疾患である肝斑のひとつの治療ツールとして，レーザートーニングは高い有用性が期待できるが，照射設定はさまざまで，施術者の技能により治療効果は左右される．また，肝斑の病態が改善されない場合には必ず再発し，過度の治療による副作用の問題があるため，注意を要する．このために，適応疾患における正しい診断と注意深い観察が必須である．肝斑に対する本治療法については，今後もさらなる作用機序の解明や難治症例の原因解明が待たれる．

利益相反の開示
謝辞：和歌山県立医科大学寄附講座 光学的美容皮膚科講座は，（株）ジェイメックの寄附金にて支援されている．

Key words

肝斑，レーザートーニング，QスイッチNd:YAGレーザー

参考文献

1) Taylor CR, Anderson RR: J Dermatol Surg Oncol 20: 592, 1994
2) Polnikorn N: J Cosmet Laser Ther 10: 167, 2008
3) 吉村浩太郎ほか：形成外科診療ガイドライン1，日本形成外科学会／日本創傷外科学会／日本頭蓋顎顔面外科学会編，金原出版，東京，p.140, 2015
4) 山下理絵ほか：PEPARS 110: 1, 2016
5) 黄 聖琥ほか：形成外科 57: 1099, 2014
6) Sugawara J et al: Lasers Surg Med 47: 161, 2015
7) 中野俊二：PEPARS 110: 53, 2016
8) 加王文祥：PEPARS 110: 40, 2016
9) Jang YH et al: Ann Dermatol 27: 340, 2015
10) Chan NP et al: Lasers Surg Med 42: 712, 2010
11) Kim JE et al: Clin Exp Dermatol 38: 167, 2013
12) Kaminaka C, Furukawa F, Yamamoto Y: Dermatol Surg 43: 1120, 2017

Memo

第5章 施術による治療

8 ピコ秒レーザーとは

河野　太郎

はじめに

最初に開発されたルビーレーザーの照射時間は，ミリ秒単位であった．現在では，多くの良性色素性疾患において照射時間がナノ秒のQスイッチレーザーが第一選択となっている．さらに近年，ナノ秒よりも発振時間がさらに短い，ピコ秒レーザーが開発された．本項では，ピコ秒レーザーの特徴とその生体作用について述べる．

発振時間によるレーザーの分類と生体作用

レーザーの発振方式には，連続的に発振する連続発振と断続的に発振するパルス発振の2つの方法がある．パルス発振レーザーは，さらに通常パルス発振と短パルス発振（Qスイッチ法，その他）に分けられる（図1）．Qスイッチパルス発振はレーザー媒質中で反転分布を十分にためて，一気にレーザーを発振させる方法で，高いピークパワーを得ることができる（図2）．太田母斑や刺青のレーザー治療の第一選択のレーザーが，このQスイッチレーザーである．Qスイッチとはレーザーの発振方法であり，パルス幅そのものを意味する用語ではない．よって本稿では，混乱をさけるために「Qスイッチレーザー」を「ナノ秒レーザー」と記述し，ピコ秒レーザーと同列の表記とする．

レーザーを生体に照射すると吸収されたエネルギーで多種多様の相互作用が生ずる．光化学作用，光熱作用，光アブレーション，光破壊，プラズマ誘起アブレーションである（図3）．パルス幅がナノ秒よりも長くなると熱的作用が強く，それよりも短いと機械的（音響的）作用が強くなる（図4）．

光熱作用とは，レーザーにより標的器官が吸収係数に応じて熱せられ，周囲の熱容量や熱伝導率に応じて生体組織内の温度分布が，変化する作用である．組織温度が42℃以下であれば，構造には変化がなく，生体内物質の活性化や受容器刺激等の生体作用となる．42℃を超えると，融解等の組織構造の変化を認め，65℃を超えると変性凝固等の不可逆的変化を生ずる．100℃を超えると，炭化，気化がみられ，分子構造は崩壊や組織の消失（蒸散）を認める．脱毛治療や血管病変治療レーザーの生体作用は，主に光熱作用である．

照射時間が短くなるに従い，光機械的作用が強くなってくる．吸収されたレーザーのエネルギーにより，最初に熱が発生する．照射時間が短い高いピークパワーのレーザー照射後には，熱膨張することで，周囲と異なる密度分布が生じ，光機械的作用である光音響波が発生する．良性色素性疾患治療に使用されるナノ秒発振のルビーレーザー，アレキサンドライトレーザー，YAGレーザーの生体作用は光機械作用と光熱作用の両方である．メラノファージの熱緩和時間は，ナノ秒単位であるが，刺青のインクの熱緩和時間はピコ秒単位であるため，ナノ秒発振レーザーでは，破壊は不十分で，治療に抵抗する患者も多い．ピコ秒発振レーザーの生体作用は，パルス幅が短くなる

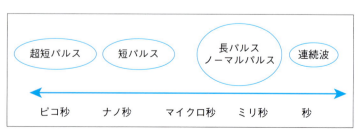

図1　レーザーの発振時間と呼称の関係
注：すべての呼称に明確な定義があるわけではない．

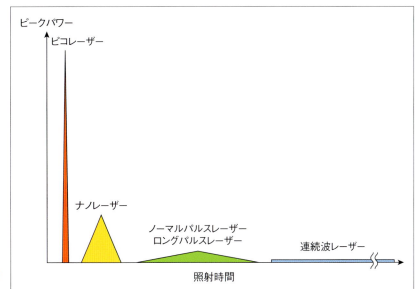

図2 ピークパワーと照射時間の関係

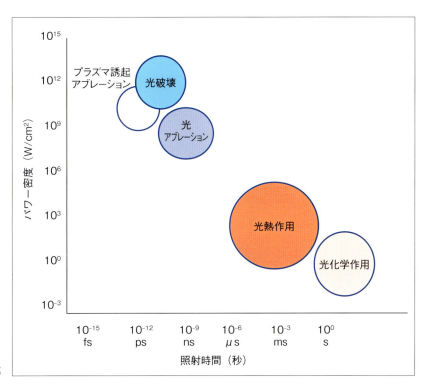

図3 レーザーの生体反応

ほど機械的作用が主体となり,熱的作用が減弱するため,有効性が上がるだけでなく,瘢痕形成のリスクも減少する.

代表的ピコ秒発振レーザー機器

代表的ピコ秒レーザーとして,PicoSure®(Cynosure社),enLIGHTen™(Cutera社),PicoWay®(Syneron-Candela社)の3つについて述べる(図5,表).

・PicoSure®(Cynosure社)

皮膚科形成外科領域のピコ秒発振レーザーの中でもっとも早く市販化された機器であり,論文数

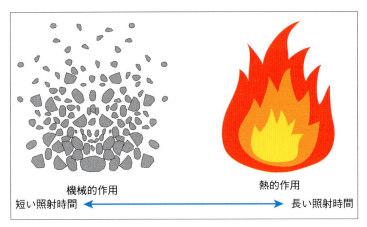

図4 熱作用と機械的作用

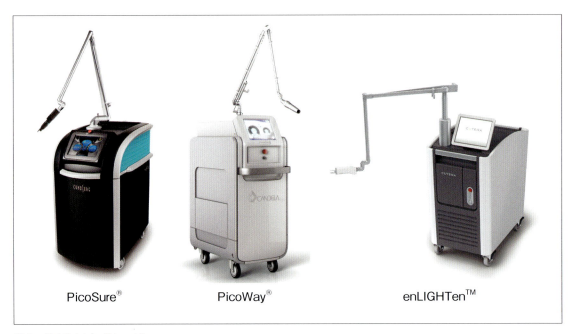

図5 代表的なピコ秒レーザー

表 代表的なピコ秒レーザー

	PicoSure® (Cynosure 社)	PicoWay® (Syneron-Candela 社)	enLIGHten™ (Cutera 社)
波長	532 / 755 nm	532 / 785/1064 nm	532 / 670/1064 nm
パルス幅	550〜50 ps	300, 375, 450 ps	750 ps & 2 ns
ピークパワー	0.36 Gigawatts	0.53 Gigawatts 0.90 Gigawatts	0.40 Gigawatts 0.80 Gigawatts
スポットサイズ	2.0〜6.0 mm zoom 6, 8, 10 mm fixed	2〜10 mm	2〜8 mm
医療承認	FDA 承認取得 国内未承認	FDA 承認取得 国内未承認	FDA 承認取得 国内承認（670 nm は未承認）

ももっとも多い[1~3]．モードロック式の初号機は，755 nm のみの 900 ピコ秒であった．その後，波長 532 nm が加わり，徐々にパルス幅が短くなり，現行モデルの波長は，532，755 nm の 2 種類，パルス幅は 550，600，650，700，750 ピコ秒の可変式となった．755 nm では，ハンドピースは，zoom ハンドピースと fixed ハンドピースの 2 種類がある．zoom ハンドピースは，他の機器と異なり，出力を変えることで，スポットサイズも変動する．スポットサイズを小さくすると高出力となり，大きくすると低出力となる．FOCUS™ Lens Array を fixed ハンドピースに装着することで，フラクショナルレーザーとしても使用可能である．レンズを通してフラクショナル化するので，中央部と辺縁部で出力が異なる．70％のエネルギーがフラクショナル化により点状に照射されるが，残りの 30％は，面状に照射される．532 nm を使用する際は，ハンドピースの交換が必要である．スポットサイズは，1.5 mm と 2 mm の 2 種類で，出力は固定されて調整はできない．

・enLIGHTen™（Cutera 社）

本機器は，現時点において唯一，医療承認を取得した機器である（承認番号：22800BZX00138000，使用目的又は効果：体表面の良性色素性病変の蒸散及び除去）．承認された波長は，532 nm および 1,064 nm である（他に未承認の 670 nm の波長もある）．パルス幅は 750 ピコ秒と 2 ns，スポットサイズは 2～8 mm である．2 ns は，750 ピコ秒の 2 つのサブパルスで構成されているため，今までのナノ秒発振の 2 ns とは事実上，異なる．未承認の 670 nm のみパルス幅が他の 2 つと異なり，660 ピコ秒である．3 機種のピコ秒発振レーザーのなかでは，もっとも照射時間が長い．ハンドピース先端に MLA というアタッチメントを装着することで，フラクショナルレーザーとしても使用可能である．

・PicoWay®（Syneron-Candela 社）

波長は，532 nm，785 nm，1,064 nm である．パルス幅は 532 nm が 375 ピコ秒，785 nm が 300 ピコ秒，1,064 nm が 450 ピコ秒と 3 機種中，パルス幅がもっとも短い．スポットサイズは 2～10 mm である．ハンドピースを変えることでフラクショナルレーザーとしても使用可能である．

対象となる疾患

刺青のピコ秒レーザーによる治療の報告がもっとも多く，ピコレーザーの代表的適応疾患である．ピコ秒レーザーは，ピークパワーが高いため，吸光度の影響はナノ秒レーザーよりは少ないと考えられているが，パルス幅が 375 から 750 ピコ秒である現時点においては吸光度の影響は強く，1 種類の波長では不十分であり，2，3 波長が必要である[4,5]．表在性色素性疾患は，ナノ秒発振レーザーと同様に，もしくは同等以上の有効性が期待されている．真皮メラノーシスに対しては，治療回数の減少と合併症の軽減が期待される．ピコ秒レーザーにフラクショナルの技術を組み合わせたフラクショナルピコ秒レーザーは，痤瘡後瘢痕治療やアンチエイジング治療にも有効である．

おわりに

ピコ秒レーザーが登場するまでの皮膚レーザー治療は，光熱作用が中心であった．ピコ秒レーザーでは，光機械的作用が増し，効果や合併症の軽減において従来のレーザーと異なる．今後は，適応の拡大も期待される．ピコ秒レーザーによる光機械的治療は，皮膚レーザー治療の一つの時代の幕開けとなると考えられる．

Key words

ピコ秒レーザー，Q スイッチレーザー

文献

1) Brauer JA et al: Arch Dermatol 148: 820, 2012
2) Alabdulrazzaq H et al: Lasers Surg Med 47: 285, 2015
3) Chan JC et al: Lasers Surg Med 48: 23, 2016
4) Bernstein EF et al: Lasers Surg Med 47: 542, 2015
5) Kono T et al: Laser Thera 25: 179, 2016

第5章 施術による治療

9 機器を用いたたるみ治療

秋田　浩孝

たるみの原因

たるみの発生メカニズムは皮膚老化による支持組織の張力低下に重力などの複合的な要因が加わって生じると考えられている[1]．皮膚の老化として，内因性老化による膠原線維の萎縮や弾性線維ネットワークの変性がみられる他，紫外線曝露による外因性老化として水分量減少，光線性弾性線維症などがみられる．生下時には膠原線維はコイル状の細い線維であるが，成長期を通し引き伸ばされ直線的になっていくとともに機械的負荷に応じて直径が太くなる．しかし，成長期が過ぎ，体格が縮小するに従い膠原線維の張力は失われ，線維束も細くなる．変性した真皮層は，自らの重量に耐え切れず骨格系に密着できなくなり，位置がずれることにより「たるみ」が生じてくる．さらに，皮下組織，顔面表情筋の支持力低下も加わると，その症状はより明らかになる[2]．

たるみの治療方法

たるみ治療は主に，①外科手術：たるみにより外見上余剰となった皮膚を切除する手術（眼瞼除皺術など），皮下の浅筋膜を短縮させる方法（顔面除皺術：フェイスリフト）[3]，②たるみにより生じた陥凹を注入剤により補填して見かけ上たるみを目立たなくさせる方法，③たるみ部分の皮膚組織の密度を高める方法の，3つがある．

本治療に用いられる機器として現在は，ラジオ波，高密度焦点式超音波（high intensity focused ultrasound：HIFU）が主流となっている．とくにHIFUのように超音波を用いた機種にUlthera®（Ulthera Inc.）も開発され認知されてきている．機器の開発とともに治療機序を理解しながら，治療機器の選択が必要となってくる．

当然ではあるが，これらの治療は，医師が行う治療行為であって，エステなどでエステティシャンが行うことは違法行為であり，とくにHIFUに関しては，独立行政法人国民生活センターも注意を促している．

ラジオ波（RF）とは

ラジオ波（radiofrequency energy：RF）は，光ではなく高周波電気エネルギーのことであり，医療領域においては古くより手術用電気メス等で使用されている．

レーザーやホワイトライトなどの光エネルギーは，それぞれの波長の違いによってターゲット（褐色の色素斑や赤色の毛細血管など）にダメージを与えるのに対し，RFは電気の抵抗や温度の変化を利用して皮膚に働きかける．そのためRFは表皮のメラニンに吸収されることなく深部にまで到達できるので，真皮層に十分な刺激を与え，真皮の弾力線維を再構築させることにより皮膚のたるみの改善・皮膚の引き締めが可能となる．この原理を応用してRFによる顔面などのたるみに対する治療機器が開発されてきた．

RF機器の種類（モノポーラ型，バイポーラ型，フラクショナルRF）

RF導入方法によりモノポーラ型とバイポーラ型，その他（トライポーラ型など）などの機種に分かれる．モノポーラ型はRFを深部まで導入することができるため引き締め効果が高いといわれる．

(1) モノポーラ型

モノポーラ型に代表されるものにThermaCool™（Solta Medical社）がある．治療側に1つの電極（ハンドピース）を使用し，もう1つを対極板として体部に配置するタイプのRF装置を電気メスに準じてモノポーラ型とよんでいる．現在は第4世代であるThermage® FLXがリリースされている．

164

本機器では主に皮下2.5〜3.0 mm付近までを熱するが、熱影響は約5 mmにまで及ぶ。RF照射中およびその前後に-26℃ cryogenガスによる冷却により表皮を保護し、皮膚の表面を傷つけることなく真皮深層から皮下組織を温めることができる。しかし、施術禁忌として心臓ペースメーカー設置患者、施術部位へ金属等のプレートを埋め込まれた患者などがあげられており、施術前には十分な問診を必要とする。

治療経験として、顔面全体に2パス施行後、改善希望部位を中心にベクトル方向にさらにマルチプルパス[4]を施行していた（図1）[5]。一般に効果の持続は半年〜1年程度と言われているが、患者の実感としては治療後3〜6カ月程度が最大の効果で、この時点で再治療を希望する例も存在する。

(2) バイポーラ型＋可視領域光またはレーザー

バイポーラ型はモノポーラ型よりも深部へのRF導入に限界があり、IPL (Intense Pulsed Light) やダイオードレーザー、近赤外線治療機器などと組み合わせ効果を高めている。Aurora™、Polaris™、Refirm™といった機種に用いられているバイポーラ型RFと可視領域光を組み合わせた技術はelectro-optical synergy（ELOS）とよばれ、単独治療よりも効果を期待し設計されている。治療は一般に複数回の照射を約3週間隔で行い、治療効果を得ている[6]。

(3) フラクショナルRF

フラクショナルレーザーのように点状にRFを照射することにより、痤瘡瘢痕、皮膚線条、小じわ[7]やたるみなどの治療に用いられる（図2）[5,7]。RF治療機器の中では効果発現が早く、フラクショナルレーザーに類似した効果があるといわれている。機種としてeMatrix™（Syneron and Candela社）があげられる。

熱変性を生じる深さが最大0.6 mmであり、浅

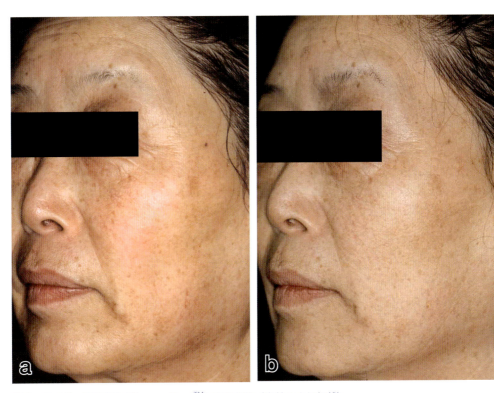

図1　モノポーラ型RF（ThermaCool™）治療前後（文献5より転載）
(a：治療前、b：1回治療6カ月後)
照射前と比較し6カ月後の写真でも頬のたるみ・鼻唇溝・下顎のフェイスラインとも著効を示している。

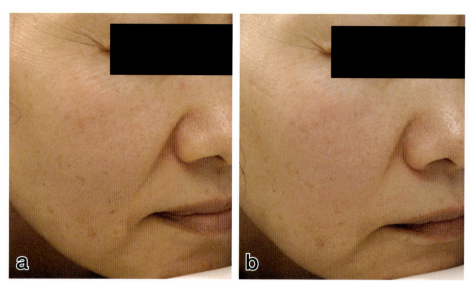

図2 フラクショナル型 RF 機器（eMatrix™）による治療の前後（文献5より転載）
(a：治療前，b：1回施術（B モード 32 mJ/pin）後，1カ月経過時)
目尻のしわが改善し，頬部たるみの改善が認められる．色素斑は残存しているが，全体的に色調が明るい感じになっている．

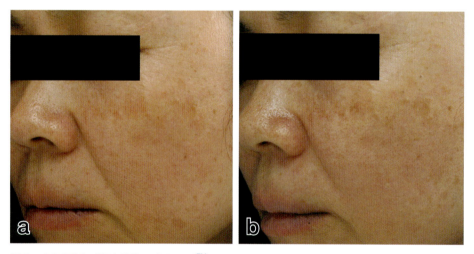

図3 高密度焦点式超音波機器（Ulthera™）による治療前後
(a：治療前，b：1回治療6カ月後)
ほうれい線，顎，頬のボリュームも改善している．

めの設定下の ablative フラクショナルレーザーと深さは同等で，表皮凝固面積は5%と照射密度は低い．フラクショナルレーザーと比較し eMatrix™ による RF 治療は円錐状に加熱できるため，RF は真皮全体に拡がる一方，表皮の熱影響を受けない面積が 70〜80% と広く，表皮損傷はレーザーより少ないとされている．

高密度焦点式超音波（HIFU）治療

高い周波数（通常数 MHz）で組織を激しく振動させ，それを一点にすることで物質を熱破壊に至らしめる HIFU 治療が近年使用され注目されている[8]．この機器のターゲットは顔面の表在性筋膜群である SMAS（superficial musculo-aponeurotic system），真皮下層，真皮内であり，

トランスデューサーがそれぞれ4.5 mm，3 mm，1.5 mmの端子がその目的で使用されているものもある（図3）．またモノポーラ型のRF治療器は引き締め（小顔）に近い効果を目的とするが，HIFU治療は引き上げ（リフトアップ）効果を目的とする．

治療における注意点

患者の高い満足を得るためには，治療前に過剰な期待を抱かせないことが重要である．モノポーラ型のRF治療では，皮膚深部の治療であるため即時効果は少なく，治療後より数カ月経過した後の変化を期待する治療であること，バイポーラ型のRF治療では治療回数が必要であることなどを理解していただくことも重要である．HIFU治療が出現し，より深部をターゲットに治療することができるようになったとはいえ，機器による治療は約1年経過すれば元に戻る傾向が強い．またface liftなどの外科的治療でみられる劇的な改善は得られないため，外科的治療を念頭に置いている患者にはこれらの機器治療を安易に勧めず，外科的治療を勧めるべきである．また余剰皮膚が多い場合には，本治療では限界を感じることが予想される．

Key words

たるみ治療，RF治療，HIFU治療

文献

1) 今山修平：MB Derma. 144: 11, 2008
2) 今山修平：美容皮膚科学（日本美容皮膚科学会監修），南山堂，東京，44-55, 2005
3) 小坂正明，朝村真一，磯貝典孝：J Visual Dermatol 6: 394: 2007
4) Dover JS, Zelickson B: Dermatol Surg 33: 900: 2007
5) 秋田浩孝：MB Derma. 192: 67, 2012
6) 古村南夫：J Visual Dermatol 6: 386, 2007
7) Akita H et al: Exp Dermatol. 23（Supple 1）: 37, 2014
8) 宮田成章：形成外科56（増）: s60, 2013

第6章

美容皮膚科医が知っておくべき法律の知識

第6章 美容皮膚科医が知っておくべき法律の知識

1 医師法17条って何? 最低限知っておくべき判例を教えてください

田邉 昇

> 医師法第17条 医師でなければ，医業をなしてはならない．
>
> 医師法第31条 次の各号のいずれかに該当する者は，三年以下の懲役若しくは百万円以下の罰金に処し，又はこれを併科する．
>
> 　一　第十七条の規定に違反した者

あたりまえの条文であり，これがあるから医師の皆さんは飯が食える．自分で診療行為を行う分には，皆さんが何かやらかして免許がなくなる事態にならない限り，あまり問題はない．

しかし，誰かを使っていろいろ行う場合にはちょっと問題になることがある．とくに美容関係では，エステティシャンや看護師にいろいろな処置を行わせる場合も多いため，この条文が絡んでくる場合も多い．

先生ご自身が医師免許を持っていても，医師でない者に「医業」を行わせた場合，先生ご自身も医師法17条違反の共犯（刑法65条1項）によって処罰されることになる（東京高裁昭和47年1月25日判決，判例タイムズ277号 p.357）．

> （身分犯の共犯）
> 刑法第65条 犯人の身分によって構成すべき犯罪行為に加功したときは，身分のない者であっても，共犯とする．
> 　2　身分によって特に刑の軽重があるときは，身分のない者には通常の刑を科する．

医師法17条は「医師」でない者は，と書いているので，医師免許を持っていないと看護師はもち

ろん，外国の医師免許，歯科医師免許もダメである．外国での医師免許所持者の日本での開業行為が違法とされた例（東京高裁昭和33年6月10日判決，東京高等裁判所判決時報刑事9巻6号 p.151）や歯科医師が救急の実習を行ったところ，指導した救急センターの所長が医師法17条違反で有罪判決を受けるという裁判例もある[札幌地裁平成15年3月28日，札幌高裁平成20年3月6日，最高裁平成21年7月23日判決．これは厚労省の医政医発第87号（平成13年9月10日）に依拠している]．旧制度のインターンについても，父親の医院で代診をするのは医師法違反とするものもある[最高裁昭和28年11月20日判決，最高裁判所刑事判例集（「刑集」）7巻11号 p.2249]．

次に「医業」であるが，最高裁昭和30年5月24日判決（刑集9巻7号 p.1093）は「医師法17条の「医業」とは「医師が行うのでなければ保健衛生上危険を生ずるおそれのある行為」と定義している」．すなわち，いわゆる抽象的危険犯説を採用しており，そのケースで患者にとくに問題がおこるような状況でなくても，場合によっては危害が生じかねない場合も医師法違反ということになる．たとえば低濃度のTCA（トリクロロ酢酸）でのピーリングでも，患者の体質やピーリング時間によっては皮膚に障害が生じる可能性があるとされれば，「医業」である．

その他，裁判例で「医業」とされたケースには以下のものがある．

- スリットランプ様の機械を用いて虹彩の観察を行い診断をした行為（札幌地裁平成16年10月29日判決，判例タイムズ1199号 p.296）
- レーザー脱毛（東京地裁平成14年10月30日判決，判例時報1816号 p.164）
- コンタクトレンズの着脱（最高裁平成9年9月

資料　2005（平成17）年に厚生労働省より通達された，医師法17条などの解釈

医政発第0726005号
平成17年7月26日
各都道府県知事 殿
厚生労働省医政局長

医師法第17条、歯科医師法第17条及び保健師助産師看護師法第31条の解釈について（通知）

　医師、歯科医師、看護師等の免許を有さない者による医業（歯科医業を含む。以下同じ。）は、医師法第17条、歯科医師法第17条及び保健師助産師看護師法第31条その他の関係法規によって禁止されている。ここにいう「医業」とは、当該行為を行うに当たり、医師の医学的判断及び技術をもってするのでなければ人体に危害を及ぼし、又は危害を及ぼすおそれのある行為（医行為）を、反復継続する意思をもって行うことであると解している。

　ある行為が医行為であるか否かについては、個々の行為の態様に応じ個別具体的に判断する必要がある。しかし、近年の疾病構造の変化、国民の間の医療に関する知識の向上、医学・医療機器の進歩、医療・介護サービスの提供の在り方の変化などを背景に、高齢者介護や障害者介護の現場等において、医師、看護師等の免許を有さない者が業として行うことを禁止されている「医行為」の範囲が不必要に拡大解釈されているとの声も聞かれるところである。

　このため、医療機関以外の高齢者介護・障害者介護の現場等において判断に疑義が生じることの多い行為であって原則として医行為ではないと考えられるものを別紙の通り列挙したので、医師、看護師等の医療に関する免許を有しない者が行うことが適切か否か判断する際の参考とされたい。

　なお、当然のこととして、これらの行為についても、高齢者介護や障害者介護の現場等において安全に行われるべきものであることを申し添える。

（別紙）
1　水銀体温計・電子体温計により腋下で体温を計測すること、及び耳式電子体温計により外耳道で体温を測定すること
2　自動血圧測定器により血圧を測定すること
3　新生児以外の者であって入院治療の必要がないものに対して、動脈血酸素飽和度を測定するため、パルスオキシメータを装着すること
4　軽微な切り傷、擦り傷、やけど等について、専門的な判断や技術を必要としない処置をすること（汚物で汚れたガーゼの交換を含む。）
5　患者の状態が以下の3条件を満たしていることを医師、歯科医師又は看護職員が確認し、これらの免許を有しない者による医薬品の使用の介助ができることを本人又は家族に伝えている場合に、事前の本人又は家族の具体的な依頼に基づき、医師の処方を受け、あらかじめ薬袋等により患者ごとに区分し授与された医薬品について、医師又は歯科医師の処方及び薬剤師の服薬指導の上、看護職員の保健指導・助言を遵守した医薬品の使用を介助すること。具体的には、皮膚への軟膏の塗布（褥瘡の処置を除く。）、皮膚への湿布の貼付、点眼薬の点眼、一包化された内用薬の内服（舌下錠の使用も含む）、肛門からの坐薬挿入又は鼻腔粘膜への薬剤噴霧を介助すること。
① 患者が入院・入所して治療する必要がなく容態が安定していること
② 副作用の危険性や投薬量の調整等のため、医師又は看護職員による連続的な容態の経過観察が必要である場合ではないこと
③ 内用薬については誤嚥の可能性、坐薬については肛門からの出血の可能性など、当該医薬品の使用の方法そのものについて専門的な配慮が必要な場合ではないこと

注1　以下に掲げる行為も、原則として、医師法第17条、歯科医師法第17条及び保健師助産師看護師法第31条の規制の対象とする必要がないものであると考えられる。
① 爪そのものに異常がなく、爪の周囲の皮膚にも化膿や炎症がなく、かつ、糖尿病等の疾患に伴う専門的な管理が必要でない場合に、その爪を爪切りで切ること及び爪ヤスリでやすりがけすること
② 重度の歯周病等がない場合の日常的な口腔内の刷掃・清拭において、歯ブラシや綿棒又は巻き綿子などを用いて、歯、口腔粘膜、舌に付着している汚れを取り除き、清潔にすること
③ 耳垢を除去すること（耳垢塞栓の除去を除く）
④ ストマ装具のパウチにたまった排泄物を捨てること。（肌に接着したパウチの取り替えを除く。）
⑤ 自己導尿を補助するため、カテーテルの準備、体位の保持などを行うこと
⑥ 市販のディスポーザブルグリセリン浣腸器（※）を用いて浣腸すること
※ 挿入部の長さが5から6センチメートル程度以内、グリセリン濃度50％、成人用の場合で40グラム程度以下、6歳から12歳未満の小児用の場合で20グラム程度以下、1歳から6歳未満の幼児用の場合で10グラム程度以下の容量のもの
注2　上記1から5まで及び注1に掲げる行為は、原則として医行為又は医師法第17条、歯科医師法第17条及び保健師助産師看護師法第31条の規制の対象とする必要があるものでないと考えられるものであるが、病状が不安定であること等により専門的な管理が必要な場合には、医行為であるとされる場合もあり得る。このため、介護サービス事業者等はサービス担当者会議の開催時等に、必要に応じて、医師、歯科医師又は看護職員に対して、そうした専門的な管理が必要な状態であるかどうか確認することが考えられる。さらに、病状の急変が生じた場合その他必要な場合は、医師、歯科医師又は看護職員に連絡を行う等の必要な措置を速やかに講じる必要がある。
　　また、上記1から3までに掲げる行為によって測定された数値を基に投薬の要否など医学的な判断を行うことは医行為であり、事前に示された数値の範囲外の異常値が測定された場合には医師、歯科医師又は看護職員に報告するべきものである。
注3　上記1から5まで及び注1に掲げる行為は原則として医行為又は医師法第17条、歯科医師法第17条及び保健師助産師看護師法第31条の規制の対象とする必要があるものではないと考えられるものであるが、業として行う場合には実施者に対して一定の研修や訓練が行われることが望ましいことは当然であり、介護サービス等の場で就労する者の研修の必要性を否定するものではない。
　　また、介護サービスの事業者等は、事業遂行上、安全にこれらの行為が行われるよう監督することが求められる。
注4　今回の整理はあくまでも医師法、歯科医師法、保健師助産師看護師法等の解釈に関するものであり、事故が起きた場合の刑法、民法等の法律の規定による刑事上・民事上の責任は別途判断されるべきものである。
注5　上記1から5まで及び注1に掲げる行為について、看護職員による実施計画が立てられている場合は、具体的な手技や方法をその計画に基づいて行うとともに、その結果について報告、相談することにより密接な連携を図るべきである。上記5に掲げる医薬品の使用の介助が福祉施設等において行われる場合には、看護職員によって実施されることが望ましく、また、その配置がある場合には、その指導の下で実施されるべきである。
注6　上記4は、切り傷、擦り傷、やけど等に対する応急手当を行うことを否定するものではない。

30日判決（刑集51巻8号 p.671，判例百選 No.183 2006年 p.4～5）
- 植毛治療に訪れた患者に対する問診，採血，血圧測定，植毛実施の適否診断並びに麻酔薬注射，毛髪刺入による植毛，投薬（東京地裁平成9年9月17日判決，判例タイムズ983号 p.286）
- 柔道整復師のエックス線照射（最高裁平成3年2月15日判決，判例タイムズ763号 p.187）
- 入墨類似の美容術（東京地裁平成2年3月9日判決，判例時報1370号 p.159）
- 超音波検査を行い，その結果から患者に特定の疾病があり，入院，手術を要する旨判定・診断し，これを患者に告知した行為（浦和地裁川越支部昭和63年1月28日判決，判例時報1282号 p.26．有名な富士見産婦人科事件）
- 断食道場の入寮者に対し，いわゆる断食療法を施行するため入寮の目的，入寮当時の症状，病歴等を尋ねる行為（最高裁昭和48年9月27日判決，刑集27巻8号 p.1403）
- 硫化石灰，多硫化石灰，チオ硫酸石灰を含有する水薬を患者の患部に塗布し又は患者をして持ち帰って塗布させるためにこれを交付した行為（最高裁昭和39年5月7日判決，最高裁判所裁判集刑事151号 p.151）
- 病状を診断し，しゃぶの根をすり，焼酎塩を混入した薬液で患部を湿布し又同様の薬液をうがい薬として与えて投薬した行為（小松簡裁昭和34年1月31日判決，下級裁判所刑事裁判例集1巻1号 p.227）
- 売薬商がサービスで血圧を測定する行為（名古屋高裁金沢支部昭和33年4月8日判決，高等裁判所刑事裁判速報集229号）
- 柔道整復師が鉱泉を服用させる行為（東京高等裁判所判決昭和31年5月10日判決，東京高等裁判所判決時報刑事7巻5号 p.195）
- 聴診，触診，指圧等を行い，その方法がマッサージ按摩の類に似てこれと異なり，交感神経等を刺激してその興奮状態を調整するものである場合（最高裁昭和30年5月24日判決，刑集9巻7号 p.1093）

以上のような判例がある．

これらのなかには近時の厚生労働省通知によって，違法でないとされているものもある（**資料**）．しかし，医師法17条の射程は相当に広く，いったん警察の介入を招くと大事になり，新聞報道などによる損害は甚大であることは，心するべきであろう．

「医業」とされたケースのなかには，医師でなくても通常行われているものもあるが，前記の東京地裁平成2年3月9日判決では，

「入れ墨やアートメイクは医師でなくても行っているようであるが，上記本件行為と古来から行われてきている入れ墨を彫る行為とは，針で人の皮膚に色素を注入するという行為の面だけをみれば，大差ないものと認められるので，入れ墨もまた本件行為と同様医行為に該当するものと一応は認められる．しかしながら，入れ墨が歴史，習俗にもとづいて身体の装飾など多くの動機，目的からなされてきていることに比較し，本件行為は前記のように美容を目的とし，広告等で積極的に宣伝して客を集めているものであり，その宣伝があたかも十分な美容効果が得られるような内容であるのに，これが本件のような病変した皮膚を目立ちづらくするというにはほとんど効果がないか，乏しいものであるうえ　もっぱら営利を目的としその料金（皮膚一平方センチメートルあたり三万円ないし五万円程度）も，客の期待がほとんど達せられないという意味で極めて高価であるなどという際立った差異が認められる．このことからすると，入れ墨も本件行為もともに違法であるとはいっても，それぞれの違法性の程度は当然異なるといわざるをえない」

として，同じようなことでも具体的な実施の仕方で犯罪になるとしているケースもある．一方で近時の入れ墨をめぐる最高裁令和2年9月16日判決（刑集第74巻6号581頁）は，「医行為かどうかは行為の方法や作用のみならず，その目的，行為者と相手方との関係，行為が行われる際の具体的な状況，実情や社会における受け止め方等をも考慮した上で，社会通念に照らして判断するの

が相当である」として，本件の入墨を入れる行為は，その経緯などから社会通念上「医業」の内容となる医行為には当たらないとしている．

筆者としては，身体侵襲を業として行う場合，原則違法，有資格者が有益な目的で，適切な方法で行う場合に例外的に許容されるというスキームが衛生法規の基本だと考えるので，永続的に身体に影響を与えるし，アレルギー等の影響を考えると最高裁の判断は間違っていると考えるが，現時点での解釈としては，これが規範である．

また，看護師などを助手として医師の手足としての行為が行われている場合は，多くの場合医師が医行為を行っているものとして問題がないとされようが，手足と言えるような具体的な指示が必要であろう．前記の東京地裁平成9年9月17日判決は，「准看護婦は，医師の指示の下に診療の補助の範囲内で医行為を行うことができると解されるところ（保健婦助産婦看護婦法五条，六条，三七条），医師である被告人が包括的かつ定型的な指示を与えるのみで，あとは治療の担当者らに任せきりであったという本件植毛治療の実態は」として，医師法違反を認定している．

本稿は月刊 Visual Dermatology 2013年6月号に掲載したものを単行本用に一部加筆・修正した．

Key words

医師法，業務独占，法律問題，医業，医行為

第6章 美容皮膚科医が知っておくべき法律の知識

2 医事紛争から身を守る最低限の知識―疾患別治療別インフォームド・コンセントのポイント

宮崎　孝夫

インフォームド・コンセント（IC）とは？

医療法第1条の4第2項に「医師，歯科医師，薬剤師，看護師その他の医療の担い手は，医療を提供するに当たり，適切な説明を行い，医療を受ける者の理解を得るよう努めなければならない」と記載があり，これがIC（informed consent：正しい情報・説明を得たうえでの合意）に該当する．このように，医師は患者の訴えに対して医学的，社会的，また患者の生活環境などを考慮し，最適と思われる治療方法を選択し，それを提案しなければならない．ICを欠く医療行為は，医療行為自体が過失なく行われた場合であっても，違法とみなされる．

ちなみに，最高裁が示した診療における4つの説明事項とは，以下の4点である．
① 診断内容（病名と病状）
② 実施予定の治療内容
③ 治療に付随する危険性
④ ほかに選択可能な治療法があれば，その内容と利害得失や予後

ただし，これらの内容については必要最小限のものであることを念頭に置き，当該患者が治療方法の選択に必要な情報は何かと考えれば，追加するのに必要な説明の内容，要点は自ずとわかるはずである．

ICの内容については，要点だけでもよいが，できれば説明した事柄すべてをカルテに記載しておくことが望ましい．医事紛争では「言った，言わない」と論争になることが多いので，記載してあれば「言った」という重要な証拠になり，裁判などの判決に有利に働く．時間的関係から説明不足や説明する項目を忘れることもあるので，パンフレットや同意書にできる限り前出の事項を具体的に記載しておくほうがよい．もっとも，これらを記載した文面を患者に渡すことですむ問題ではなく，記載した内容については，マーカーなどを引きながら説明を行い，患者に理解してもらわなければICの不備ととられることもある．

美容医療でのIC[1]

一般に，美容医療に関する治療を行う際には，説明義務が厳格化ないし高度化するといわれている．美容医療の特殊性は，ほかの医療行為に比べ緊急性と必要性が著しく乏しいことがその理由としてあげられる．つまり，美容医療は，あえて受けなくても，また急いで行わなくてもよいものであり，医師のほうから治療を勧めることはなく，あくまで「患者の希望と判断」によって治療を行うことが決定されるものだからである．また，患者は治療の結果に対し，現実よりはるかに高い希望をもっていることも，特徴の一つである．

ICにおける疾患別・施術別の重要項目

1）脱毛施術

脱毛施術では，患者は毛だけが治療の対象と考えており，周りの健康な皮膚や，ましてや対極板の当たるところに皮膚障害が生じるとは思っていない．針脱毛，レーザー脱毛などに使用する機器には，それぞれ利点・欠点があるので，それらを熟知して，生じることを十分に説明しないとクレームになりやすい施術である．コンスタントに結果を出せそうなレーザー脱毛でさえ，患者の皮膚や使用機器の状態により，同じ出力で施術を行っても違った効果・反応が現れることがあるので，このことも含めて説明しなければならない．

＜クレーム内容＞
・皮膚の障害：皮膚びらん，熱傷，感電（電撃傷），

ケロイド，色素沈着，跡が残る．
・皮膚以外の障害：しびれ，ウイルス性肝炎に罹患．
・毛が生えてきた（永久脱毛ではなかった）．

2）シミ

多くの患者は，レーザーを当てるとシミは跡形もなく消えてしまい，さらに再発することもないと思っている．ICでは，1回の照射でよいのか，効果のない場合や再発する可能性があるだけでなく，照射直後から痂皮が生じ，引き続き一過性の色素沈着が生じ，それが落ち着く時期までの「醜状」のことを詳細に説明し，患者に理解を得ておく必要がある．一時的にせよ醜状が顔面に生じると，患者の日常生活に大きく影響を与えてしまい，思わぬクレームとなることがある．また，治療に際しては，きちんと診断を行い，悪性腫瘍を除外するだけでなく，色素性病変により適応レーザーの種類が変わるので，あやふやな診断のままレーザー照射をすることは慎まなければならない．

＜クレーム内容＞
・治っていない（消えていない）．
・以前より悪くなった．
・再発した．
・跡が残った．
・色が白く抜けた．

3）シワ（フィラー）[1, 2]

コラーゲンやヒアルロン酸などのフィラー（皮膚充填剤）を用いる治療では，その効果を施術直後から医師も患者も知ることができるためか，後々のクレームは少ない．もし，過注入・誤注入などに対してのクレームがあったとしても，薬剤が徐々に吸収されるとともにそれらは解決する．長期間の効果を期待して，非吸収物を混入した製剤を使用している医療機関を見受けることがあるが，薬剤が吸収されず注入部に凹凸が生じたり，アレルギーの発症が不可逆となった場合，医療訴訟では医療側に不利な要因となるので，勧められるものではない．

＜クレーム内容＞
・注入早期の腫れや内出血．
・注入部が凹凸になった．
・治っていない（シワが消えていない）．
・以前より悪くなった．
・再発した．
・アレルギーが生じた．

4）シワ（ボトックス）

A型ボツリヌス毒素によるシワの治療については，今のところ問題となる判例は検索した範囲において生じていない．実際リスクの少ない治療といえる．

もし誤注入や目的筋以外に作用してクレームを受けたとしても，薬剤の効果がなくなるとともにクレームもなくなる．ICにより患者がこのことを理解していれば，訴訟にまでは至らないと考えられる．

＜クレーム内容＞
・内出血した（下眼瞼に多い）．
・治っていない（消えていない）．
・以前より悪くなった（瞼が重い，表情が変わった）．
・再発した．

5）ケミカルピーリング[3]

一見安全そうに思える施術であるが，より効果を期待して使用する薬剤の濃度を上げていくと，浸達が深くなり，網状層を超えて作用した場合には瘢痕を残し，相当なクレームになる．また，同一患者に同じ濃度・作用時間で施術を行っても違った反応をすることがあるので，この事象はICに含めておく必要がある．

＜クレーム内容＞
・肌がカサカサする．
・皮がむける．
・治らない．
・再発した．
・跡が残った（色素沈着，凹む，ケロイドになる）．

さいごに

美容医療の診療で，筆者が心がけている事項を以下に記載する．ご参考になれば幸甚である．

① 患者の立場になり，話をよく聞き，感情的にならず，懇切に説明する．
　――これにより，医師と患者の信頼関係が良好

になる．
② 患者に治療を受けるかどうか，また，治療方法を選択する時間を与える．
　――来院時，即治療はできる限り行わない．
③ 現在の医療水準をみきわめる．
　――美容医療に関しての治療方法については確立途上過程にあるので，常に研修して最新情報を集める．
④ 施術に用いるものだけでなく，緊急薬品や機器を常に整備・点検し，さらに救急蘇生法の訓練をする．
⑤ 診療録を整備する．
　――医事紛争になれば，相手側弁護士と裁判所から「証拠保全」の請求があり，場合によっては，いきなり診療録の提出を求められることがある．そのため，日々の診療後には，できる限り正確に診療録を記載しておく必要がある．
⑥ インシデントレポートを収集し，システムづくりを行う．医師だけでなくスタッフ全員で危険を予測し，その回避と対策を行う．
⑦ 職員との信頼関係を良好に保つ．
　――訴訟になった場合，職員の証言も重要証拠になる．
⑧ 前医や他医の批判はしない．
　――他医への批判は患者に不信感を生むだけでなく，必ず自身にふりかかる．
⑨ 相談できる人脈をつくる．
　――紛争になると冷静に対応できないことがあるので，一人で処理しようと思わず，地元医師会の担当者，医事紛争に詳しい医師，親しい弁護士に相談できる関係を築いておく．
⑩ クレームや事故に対しては誠実に対応し，よく話し合い，「最善を尽くした」との印象を与える．ただし，非があれば素直に謝る．

本稿は月刊 Visual Dermatology 2013 年 6 月号に掲載したものを単行本用に一部加筆・修正した．

Key words

インフォームド・コンセント，医事紛争

参考文献

1) 宮崎孝夫：MB Derma 144: 163, 2008
2) 征矢野進一：MB Derma 165: 67, 2010
3) 宮崎孝夫：ケミカルピーリング これが私のコツと技，古川福実ほか 編，南山堂，東京，2009

索 引

A

α-ハイドロキシ酸 ……………………………… 87,90
ABCDE ルール ………………………………… 57
ABNOM (acquired bilateral nevus of Ota-like macules) ……………………………… 127
annular-granular structures ……………… 58
ANTERA 3D™ …………………………………… 62
arborizing vessels ……………………………… 56
asymmetric follicular openings ………… 58
atypical pseudonetwork ……………………… 58

B

BMP (bone morpho-genetic protein) ……… 24
bone morpho-genetic protein (BMP) ……… 24
BPO (benzoyl peroxide) ……………………… 92
bulge ……………………………………………… 24,49

C

cinnamate ………………………………………… 39
CLE (corneocyte lipid envelope) ……… 12,134
CO_2 レーザー（治療）………………………… 134
CO_2 レーザー照射による組織変性 ………… 134
corneocyte lipid envelope (CLE) ………… 12
cornified cell envelope ……………………… 13
Cutibacterium acnes ………………………… 32
Cutibacterium avidum ……………………… 32
Cutibacterium granulosum ………………… 32

D

dark CPD ………………………………………… 21
dehydroepiandrosterone sulfate (DHEA-S) … 27
Demodex folliculorum ……………………… 30
dermal condensate …………………………… 24
DHEA-S (dehydroepiandrosterone sulfate) … 27
DHT (dihydrotestosterone) ………………… 27
dihydrotestosterone (DHT) ………………… 27
DNA の損傷 …………………………………… 35

E

ectodysplasin (EDA) ………………………… 24
EDA (ectodysplasin) ………………………… 24
electroporation (EP) ………………………… 142
embryonic stem cell (ES 細胞) …………… 46
EP (electroporation) ………………………… 142
EQL（エクオール）…………………………… 118
ES 細胞 (embryonic stem cell) …………… 46
eumelanin ……………………………………… 16
EXAFINE ………………………………………… 65

F

FGFR3 (fibroblast growth factor receptor 3) … 41

fibroblast growth factor receptor 3 (FGFR3) … 41

H

hepatocyte growth factor (HGF) ………… 42
HGF (hepatocyte growth factor) ………… 42
HIFU (high intensity focused ultrasound：HIFU) ……………………………………………… 164
homogeneous area …………………………… 58

I

ICDRG 判定 …………………………………… 70
induced pluripotent stem cell (iPS 細胞) … 46
Intense Pulsed Light (IPL) ……………… 42,122
iontophoresis (IP) …………………………… 142
iontophoresis の孔の性質 …………………… 143
IP (iontophoresis) …………………………… 142
IPL (Intense Pulsed Light) ……………… 42,122
iPS 細胞 (induced pluripotent stem cell) … 46

K

keratinocyte growth factor (KGF) ……… 42
KGF (keratinocyte growth factor) ……… 42

L

lamina densa …………………………………… 14
lamina lucida …………………………………… 14
large blue-gray ovoid nest ………………… 56
leaf-like areas ………………………………… 56
lentigo seniles ………………………………… 40
long pulse laser ……………………………… 131

M

Malassezia ……………………………………… 32
Malassezia 分類の変換 ……………………… 34
Mexameter® …………………………………… 61
microphthalmia associated transcription factor (MITF) ……………………………………… 41
Miescher 型母斑 ……………………………… 55
MITF (microphthalmia associated transcription factor) ………………………………………… 41
moth-eaten border …………………………… 57
multiple blue-gray globules ………………… 56

O

obliterated hair follicle ……………………… 58
OD 値 …………………………………………… 125

P

p-aminobenzoic acid (PABA) ………………… 39
p53 遺伝子 …………………………………… 36
PABA (p-aminobenzoic acid) ……………… 39

PCOS（polycystic ovary syndrome）	29, 98	UVB カット	37

PCOS（polycystic ovary syndrome） ……… 29, 98
pheomelanin ……………………………… 16
phosphatidylinositol 3-kinase（PI3K） …… 41
phototoxic ………………………………… 20
PI3K（phosphatidylinositol 3-kinase） …… 41
picosecond laser（PSL） ………………… 129
placode …………………………………… 24
polycystic ovary syndrome（PCOS） …… 29, 98
POMC（proopiomelano-cortin） ………… 41
PRIMOS® …………………………………… 66
proopiomelano-cortin（POMC） ………… 41
Propionibacterium acnes ………………… 32
PSL（picosecond laser） ………………… 129

Q

QSL（quality-switched laser） …………… 128
Q スイッチ Nd:YAG レーザー …………… 154
Q スイッチレーザー ……………………… 128, 160
quality-switched laser（QSL） …………… 128

R

repeated open application test …………… 69
retinoid dermatitis ………………………… 92
RF（radiofrequency energy） …………… 164
RF 機器の種類 …………………………… 164
rhomboidal structures …………………… 58
ROAT（repeated open application test） … 69

S

SCF（stem cell factor） …………………… 41
SHH（sonic hedgehog） ………………… 24
short streaks ……………………………… 58
SILFLO ……………………………………… 65
solar elastosis …………………………… 44
somatic stem cell ………………………… 46
sonic hedgehog（SHH） ………………… 24
sonophoresis …………………………… 142
SOOF ……………………………………… 150
spoke wheel-like structures ……………… 56
SSCI-Net …………………………………… 73
stem cell factor（SCF） …………………… 41
streaks …………………………………… 58

T

TEWL（transepidermal water loss） …… 44, 108
The International Contact Dermatitis Research Group（ICDRG） ………………………… 70
typical pseudonetwork …………………… 57

U

ulceration ………………………………… 56
UVA によるメラニンの酸化分解 ………… 19
UVA 防御の重要性 ……………………… 39

UVB カット ………………………………… 37

V

VISIA Evolution …………………………… 66

W

WNT ………………………………………… 24

あ

アイプチ® ………………………………… 104
赤ら顔用のファンデーション …………… 103
悪性黒子 ……………………………… 54, 57
悪性黒子型黒色腫 ……………………… 57
悪性黒色腫 ……………………………… 54
アゼライン酸 ……………………………… 87
アダパレンゲル …………………………… 92
アトピー性皮膚炎による色素沈着 ……… 146
洗い残し ………………………………… 109
アルブチン ………………………………… 87
アレルギー性接触皮膚炎 ………………… 69
アンチエイジング治療 …………………… 163
アンドロゲン受容体 ……………………… 24

い

イオントフォレーシス …………………… 142
──の孔の性質 ………………………… 143
医業 ……………………………………… 170
育毛 ……………………………………… 146
医行為 …………………………………… 170
医事紛争 ………………………………… 174
医師法 17 条 ……………………………… 170
医師法違反 ……………………………… 173
遺伝子変異 ……………………………… 41
医薬品医療機器等法 ………………… 69, 126
医療法 …………………………………… 174
入れ墨の治療 …………………………… 163
インシデントレポート …………………… 176
インフォームド・コンセント（IC） ……… 174

う

ウェルナー症候群 ………………………… 35
温経湯 …………………………………… 98

え

エイジングスキンの改善 ………………… 146
エクエル® ………………………………… 118
エクオール（EQL） ……………………… 118
エストロゲン ……………………………… 118
──と皮膚 ……………………………… 118
──の欠乏 ……………………………… 118
越婢加朮湯 ……………………………… 100
エモリエント効果 ………………………… 80

エラグ酸	87	口紅	102
エレクトロポレーション	142	グリコール酸	90, 139
──による痤瘡の改善	146	クリンダマイシン	93, 95
円形脱毛症	26	クレーム	174
炎症性痤瘡	134	クローズドパッチテスト	70

お

黄色腫	134
大型青灰色卵円形胞巣	56
太田母斑用のファンデーション	103
オープンテスト	69
オゼノキサシンローション	95

け

荊芥連翹湯	97
桂枝茯苓丸	98
ケイ皮酸	39
経表皮水分喪失量（TEWL）	44, 108
化粧品のアレルギー検査	69
血管腫用のファンデーション	103
月経痛・月経不順	98
毛の構造と機能	24
ケミカルピーリング	139
──ガイドライン	139
ケラチノサイト	40
──の異常（POMC）	41
──の増殖	44
ケラチン・フィラグリン分解産物	12
ゲル（保湿薬）	81
懸濁性基剤	81

か

外毛根鞘	25
潰瘍	56
外用サンスクリーン剤の素剤・有効成分	38
角層	12
角層・角栓の除去	139
角層細胞間脂質層	12
角層のバリア機能・構造	12
角膜浮腫	105
過酸化ベンゾイル（BPO）	92
活性型男性ホルモン	24
痂皮用のファンデーション	103
加味逍遙散	98
カミツレエキス	87
カラーコンタクトレンズ	102
カラスの足跡	64
加齢に伴う皮膚幹細胞の減少	49
幹細胞	46
環状顆粒状構造	58
肝斑	43
──におけるUV写真撮影	154
──に対するQスイッチNd:YAGレーザー	154
──の改善	146
──の治療指針	44
漢方医学	97
漢方薬	97
顔面骨格の萎縮変形	149
顔面の代表的な色素病変	56

こ

抗菌外用薬・内服薬	94
抗酸化力	97
コウジ酸	87
抗シワ製品評価ガイドライン	65
口唇への保湿	110
後天性両側性太田母斑様色素斑（ABNOM）	127
高密度焦点式超音波（HIFU）	164
コールドクリーム（保湿薬）	81
黒褐色斑	57
コレステロール	12
コンパニオン層	25

さ

柴胡	99
柴胡加竜骨牡蛎湯	99
再生医療	46
裁判例	170
柴苓湯	99
痤瘡	29
──後瘢痕治療	163
──治療	140
──治療薬	92
──用のファンデーション	102
サプリメント	118
サリチル酸	139
三次元測定法	66
サンスクリーン剤	37, 111

き

気・血・水	97
喫煙	115
──と皺（シワ）	115
──による皮膚老化	115
基底細胞癌	54, 56
──のダーモスコピー	56
共焦点反射顕微鏡	44

く

唇のゴールデンバランス理論	105

し

紫外線	35
——写真	62
——と老化	35
——曝露によるDNA損傷	41
——曝露による老化	164
色素性母斑	134
色素脱失	126
色素沈着	55, 126
色素斑に対する治療法の選択	127
色素斑の診断	127
色素レーザーによる治療	124
四逆散	99
刺激性接触皮膚炎	69
耳後部の悪性黒子	59
支持靱帯	149
刺青の治療	163
脂腺性毛包	29
脂腺の構造	27
疾患ごとのファンデーションの選び方	102
疾患別治療別インフォームド・コンセント	174
脂肪コンパートメント	150
シミ	40
——に有効な検査	60
——の治療	60, 87
芍薬甘草湯	98
雀卵斑	41
遮光効果	112
車軸様構造	56
十味敗毒湯	97
終毛性毛包	29
酒皶	30
樹枝状血管	56
脂漏性角化症	134
脂漏性皮膚炎（フケ症）	33
シワ（皺）	64
——解析パラメータ	65
——治療判定	64
——の解析方法	65
——の治療	137
——の目視検査	64
——評価法	64
尋常性痤瘡治療ガイドライン	92
尋常性疣贅に対する色素レーザー治療	124
診断精度	55
真皮幹細胞	49

す

スキンケア	80, 108
スキンケア・サンスクリーン剤の患者指導	108
スプレータイプのサンスクリーン剤	112

せ

清上防風湯	97
成長期毛包の構造と機能	25
性ホルモンバランスの異常	98
生理的老化	35
セミオープンテスト	70
セラミド	12, 85, 108
セルライトの治療	146
線維芽細胞受容体3（FGFR3）	41
線維腫	134
洗浄剤の泡立て	108
洗浄前後での水分量比	109

そ

早期の脂漏性角化症	57
組織学的変化	74
ソノフォレーシス	142

た

ダーティーネック	145
ダーモスコピー	54
——所見と病理組織所見の比較	55
——の原理と診断	54
大豆イソフラボン	118
体性幹細胞	46
タイトジャンクション	13
太陽光の人への作用	35
多汗症の改善	146
脱毛用レーザー	74
多嚢胞性卵巣症候群（PCOS）	29, 98
タバコ煙による皮膚老化	116
多発性青灰色小球	56

ち

注入物を中心とした副作用	75
ちりめんじわ	137
チロシナーゼ	16
——活性阻害	87
——拮抗阻害	87

て

テストステロン	27
デスモゾーム	12
テトラサイクリン系	95
伝染性軟属腫に対する色素レーザー治療	124

と

当帰芍薬散	98
トラネキサム酸	88, 154
トリクロロ酢酸	139

な

- 内毛根鞘 25
- ナジフロキサシン 95
- 軟毛性毛包 29

に

- 日光黒子 41, 57
- ――レーザー・IPL 治療 127
- 日光性色素斑に対する PSL 治療 130
- ニッシェ（ニッチ） 24, 48
- ニューキノロン系 96
- 尿素 84

ね

- 熱作用と機械的作用 162
- 熱傷後瘢痕のカバー 104

の

- ノンコメドジェニック 102, 111

は

- 胚性幹細胞（ES 細胞） 46
- ハイドロキノン 88
- バイポーラ型 RF 165
- 白斑用のファンデーション 103
- 肌色の計測法 60
- 発振時間 160
- パッチテスト 70
- ――の患者への説明と同意 72
- ――の判断基準 70
- パッチテストパネル®（S） 71
- パッチテストユニット 70
- バニシングクリーム（保湿薬） 81
- パラアミノ安息香酸（PABA） 39
- バルジ 24, 49
- パルス発振モード 134
- 半夏瀉心湯 99
- 瘢痕の治療 134, 136
- 瘢痕用のファンデーション 103
- 判例 170

ひ

- ヒアルロン酸製剤 148
- ヒアルロン酸注入 148
- ピークパワー 160
- ピーリング 139
- ――の痤瘡皮疹に対する有効性 140
- 光アレルギー性接触皮膚炎 69
- 光毒性 19
- ――接触皮膚炎 69
- 光パッチテスト 70
- 光防御の方法 37
- 光老化 35
- ――で生じるシワ 65
- ――のメカニズム 36
- 肥厚性瘢痕 126
- ピコセカンドレーザー 129
- ピコ秒レーザー 160
- 皮脂腺開口部付近の破壊像 74
- 皮脂腺の機能と構造 27
- 皮脂の成分 27
- 皮脂の分泌亢進と皮膚疾患 28
- 皮脂分泌のメカニズム 27
- 微小環境 48
- ビタミン A 85
- ビタミン C 89
- ヒトの毛髪色素 19
- 瞳の黄金比率® 105
- 美白剤 87
- 美白剤の作用機序 87
- 皮膚安全性症例情報ネット 73
- 皮膚 12
- ――がん 36
- ――検査の重要性 54
- ――色素 19
- ――常在菌 32
- ――テスト 69, 70
- ――の幹細胞 47
- ――のターンオーバー 139
- ――の良性病変 134
- ――の老化と幹細胞 48, 50
- ――病理 74
- ――保護 83
- 日焼けジワ 65
- 美容医療でのインフォームド・コンセント 174
- 美容漢方 97
- 表情筋のしわの改善 146
- 病的老化 35
- 表皮幹細胞 49
- 表皮の機能と構造 12
- 微量化学分析法 16

ふ

- ファンデーション 102
- フィラー注入 148
- フィラグリン 13
- フェイスリフト 164
- フェオメラニン 16
- フェノール 139
- フケ症（脂漏性皮膚炎） 33
- 二重まぶた化粧料 102
- 部分用コンシーラー 103
- フラクショナル RF 165
- フラクショナル照射 134
- フラクショナルピコ秒レーザー 163

プロビタミン C	89
プロペト	83

へ

ベースメイクの皮脂崩れ	112
ペネム系	96
ヘパリン類似物質	84
ヘミデスモゾーム	12

ほ

法律	170
ほくろの治療	135
保湿のポイント	109
保湿薬	80
──の剤型	81,110
──の種類	80
補中益気湯	100
母斑の部位別ダーモスコピー所見	55

ま

マクロライド系	96
マラセチア毛包炎患者	33
マリオネットライン形成	149

め

メイク直しによる遮光効果	112
メーキャップケアリスト	102
メークアップ化粧品	102
目尻のシワ	64
メラニン	87
──の化学構造	16
──の計測法	60
──の生合成経路	17
──の増加	44
──排出促進	87
メラノサイト	14
──活性化阻害	87
──による色素産生	14
メラノジェネシス	36
メラノソーム輸送阻害	87
免疫寛容	26

も

モイスチャライザー効果	80
毛ケラチン	25
毛孔部の閉塞	58
毛周期	24
毛乳頭細胞	24
毛母	29
──・毛乳頭部の破壊像	74
毛包	24
──の休止期	24
──の構造	29
──の成長期	24
──の退行期	24
──の発生	24
毛包漏斗部の破壊像	74
毛母細胞	24
モノポーラ型 RF	164

ゆ

ユーメラニン	16
遊離脂肪酸	12
油溶性甘草エキス	87

よ

養生	100
葉状領域	56
抑肝散	99

ら

ラジオ波（RF）機器の種類	164
ラシャスリップス®	104
ラトヒアリン顆粒	25
ラミニン 332	51

り

リストカット後瘢痕	137
六君子湯	99
リノール酸	87
菱形構造	58
輪郭の形状デザイン	150

る

ルシノール	87
ルビーレーザーによる治療	124

れ

レーザー・光線治療	122
──による副作用	125
──の安全性	122
──の機序	122
レーザーアブレーション	137
レーザー光の原理・波長	122
レーザー照射による白色変化	130
レーザートーニング	154
レチノイン酸	88

ろ

老化と光老化	35
老人性色素斑	40,134
ローション（保湿薬）	81
ロドデノールによる脱色素斑	89
ロドデノールの毒性機序	22
ロングパルスレーザー	131

■編者略歴

秋田　浩孝（あきた　ひろたか）

所属・役職：藤田医科大学ばんたね病院皮膚科 准教授
経歴：1995年　藤田保健衛生大学医学部 卒業
　　　2001年　藤田保健衛生大学医学部皮膚科学 助手
　　　2002年　Wellman Laboratories for Photomedicine（現, Wellman Center for Photomedicine），
　　　　　　　Department of Dermatology, Massachusetts General Hospital,
　　　　　　　Harvard Medical School（Research Fellow）
　　　2004年　藤田保健衛生大学医学部皮膚科学 講師
　　　2010年　藤田保健衛生大学医学部皮膚科学 准教授
　　　2016年　藤田医科大学ばんたね病院皮膚科 准教授　現在に至る
専門分野：皮膚科学，皮膚レーザー治療，美容皮膚科学，皮膚生体計測
認定医，専門医，指導医：日本皮膚科学会認定専門医，日本アレルギー学会専門医，
　　　　　　　　　　　　日本皮膚科学会美容皮膚・レーザー指導専門医
所属学会：日本皮膚科学会：美容皮膚科・レーザー指導専門医委員，日本美容皮膚科学会（理事），
　　　　　日本臨床皮膚外科学会（理事），日本香粧品学会（評議員），日本アレルギー学会，
　　　　　American Academy of Dermatology

最新 美容皮膚科診療ナビゲーション

2018年 8月 5日　初版　第1刷発行
2023年 7月19日　初版　第2刷発行

編　者　　秋田　浩孝
発行人　　土屋　徹
編集人　　小袋朋子
発行所　　株式会社Gakken
　　　　　〒141-8416 東京都品川区西五反田2-11-8
印刷・製本所　図書印刷株式会社

●この本に関する各種お問い合わせ先
　本の内容については，下記サイトのお問い合わせフォームよりお願いします．
　　https://www.corp-gakken.co.jp/contact/
　在庫については　Tel 03-6431-1234（営業）
　不良品（落丁，乱丁）については　Tel 0570-000577
　　学研業務センター　〒354-0045 埼玉県入間郡三芳町上富279-1
　上記以外のお問い合わせは　Tel 0570-056-710（学研グループ総合案内）

© Hirotaka Akita 2018 Printed in Japan

本書の無断転載，複製，複写（コピー），翻訳を禁じます．
本書に掲載する著作物の複製権・翻訳権・上映権・譲渡権・公衆送信権（送信可能化権を含む）は株式会社Gakkenが管理します．
本書を代行業者等の第三者に依頼してスキャンやデジタル化することは，たとえ個人や家庭内の利用であっても，著作権法上，認められておりません．

本書に記載されている内容は，出版時の最新情報に基づくとともに，臨床例をもとに正確かつ普遍化すべく，著者，編者，監修者，編集委員ならびに出版社それぞれが最善の努力をしております．しかし，本書の記載内容によりトラブルや損害，不測の事故等が生じた場合，著者，編者，監修者，編集委員ならびに出版社は，その責を負いかねます．
また，本書に記載されている医薬品や機器等の使用にあたっては，常に最新の各々の添付文書や取り扱い説明書を参照のうえ，適応や使用方法等をご確認ください．
　　　　　　　　　　　　　　　　　　　　　　　　　　　　　　　　　株式会社Gakken

JCOPY〈出版者著作権管理機構　委託出版物〉
本書の無断複写は著作権法上での例外を除き禁じられています．複写される場合は，そのつど事前に，出版者著作権管理機構（Tel 03-5244-5088，FAX 03-5244-5089，e-mail: info@jcopy.or.jp）の許諾を得てください．

※「秀潤社」は，株式会社Gakkenの医学書・雑誌のブランド名です．

学研グループの書籍・雑誌についての新刊情報・詳細情報は，下記をご覧ください．
　学研出版サイト　https://hon.gakken.jp/

装幀：花本浩一（株式会社麒麟三隻館），DTP・本文デザイン：株式会社麒麟三隻館